BEI GRIN MACHT SICH IHR
WISSEN BEZAHLT

- Wir veröffentlichen Ihre Hausarbeit,
  Bachelor- und Masterarbeit

- Ihr eigenes eBook und Buch -
  weltweit in allen wichtigen Shops

- Verdienen Sie an jedem Verkauf

Jetzt bei www.GRIN.com hochladen
und kostenlos publizieren

GRIN ☺

Heterogenität in der Pflegebildung. Chancen und Grenzen des binnendifferenzierten Unterrichts als Konzept der individuellen Förderung

Michelle Puschner

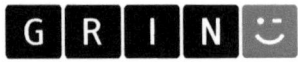

Bibliografische Information der Deutschen Nationalbibliothek:

Die Deutsche Nationalbibliothek verzeichnet diese Publikation in der Deutschen Nationalbibliografie; detaillierte bibliografische Daten sind im Internet über http://dnb.d-nb.de abrufbar.

ISBN: 9783346904584
Dieses Buch ist auch als E-Book erhältlich.

Druck und Bindung: Books on Demand GmbH, Norderstedt Germany
Gedruckt auf säurefreiem Papier aus verantwortungsvollen Quellen

Das vorliegende Werk wurde sorgfältig erarbeitet. Dennoch übernehmen Autoren und Verlag für die Richtigkeit von Angaben, Hinweisen, Links und Ratschlägen sowie eventuelle Druckfehler keine Haftung.

Das Buch bei GRIN: https://www.grin.com/document/1370626

Heterogenität in der Pflegeausbildung

Welche Chancen und Grenzen bietet binnendifferenzierter Unterricht als Konzept der individuellen Förderung in der Pflegeausbildung?

Inhaltsverzeichnis

1. Einleitung

„Die Verschiedenheit der Köpfe ist
das größte Hindernis aller Schulbildung.
Darauf nicht zu achten, ist der
Grundfehler aller Gesetze"
Johann Friedrich Herbart (1776-1841).

Die Mahnung des Philosophen und Pädagogen Johann Friedrich Herbart (1776-1841) verdeutlicht, dass in der Vergangenheit der Heterogenität von Lernenden wenig Beachtung bei-
gemessen wurde. Heterogenität stellt grundsätzlich eine Herausforderung im Bildungskontext
dar (Wittwer, 2014a, S. 197), vor allem jedoch in der beruflichen Bildung. Hier kann festgestellt
werden, dass die Auszubildenden in Bezug auf die individuellen Lern- und Leistungsvoraussetzungen heterogener werden (Severing & Weiß, 2014, S. 10). Daher ist der Bedarf an konkreten Maßnahmen im Umgang mit heterogenen Lerngruppen größer geworden (Wittwer,
2014a, S. 197). Demnach ist eine intensive Auseinandersetzung mit der Heterogenität von
Auszubildenden von Nöten, um diesen einen erfolgreichen Berufsabschluss zu ermöglichen
(Severing & Weiß, 2014, S. 7).

1.1 Problemstellung und Relevanz

Im Bildungskontext unterscheiden sich Lernende nicht nur in Bezug auf ihr Alter, Geschlecht
oder Herkunft, sondern auch hinsichtlich der Interessen, Motivation, Lernvoraussetzungen und
Leistungsfähigkeit (Vock & Gronostaj, 2017, S. 9). Diese Vielfältigkeit von Lernenden wird als
Heterogenität bezeichnet (Kampshoff, 2009, S. 37) und kann im Bildungskontext als Schlüs-
selproblem des Unterrichts verstanden werden (Vock & Gronostaj, 2017, S. 9). Denn in den
bildungswissenschaftlichen Disziplinen stellt sich die Frage, wie Lehrende mit der Heterogenität der Lernenden umgehen können, sodass jedem Lernenden ein Lernprogression ermöglicht
werden kann (Bönsch, 2012, S. 1). Dennoch stellt die Heterogenität von Lernenden kein neu-
artiges Phänomen in der Pädagogik dar (Trautmann & Wischer, 2011, S. 7). Bereits die PISA-
Studie im Jahr 2000 offenbarte große Differenzen in Bezug auf die Leistungsfähigkeit deutscher Schülerinnen und Schüler und warf die Frage auf, wie der Heterogenität entgegengewirkt werden kann (Baumert, 2001). In Folge der PISA-Ergebnisse wurde das Konzept der
Individuellen Förderung in den Fokus des bildungspolitischen Diskurses in Deutschland ge-
rückt. Individuelle Förderung wird als „konsequente Berücksichtigung unterschiedlicher Lernvoraussetzungen" (Arbeitsstab Forum Bildung, 2001, S. 7) verstanden, um durch „differenzierte Lernangebote, neue Formen des Lehrens und eine zunehmende Selbststeuerung von
Lernprozessen durch die Lernenden" (Arbeitsstab Forum Bildung, 2001, S. 7) einen produkti-
ven Umgang mit Heterogenität in den Fokus zu rücken. Heute, also 22 Jahre nach den

Ergebnissen der PISA-Studie, ist individuelle Förderung fester Bestandteil von Schulgesetzen (Fischer, 2015, S. 14) und kennzeichnet guten Unterricht bzw. Schulqualität (Kunze, 2016, S. 15). Durch die gesetzliche Verankerung der individuellen Förderung sind Bildungseinrichtungen dazu angehalten Lernstrukturen, die die Heterogenität der Lernenden berücksichtigen, zu implementieren, um ein leistungsstarkes Bildungssystem aufzubauen (Dräger, 2009, S. 4). Ziel der individuellen Förderung ist es heterogenen Lerngruppen gerecht zu werden und Lernenden mit unterschiedlichen sozio-ökonomischen Hintergründen Bildungschancen zu ermöglichen (Fischer, 2015, S. 5).

Doch auch in der beruflichen Bildung ist die Heterogenität von Auszubildenden kein neues Phänomen (Euler & Severing, 2020, S. 7), da auch in der beruflichen Bildung eine Zunahme der Heterogenität von Auszubildenden festzustellen ist (Severing & Weiß, 2014, S. 4; Euler & Severing, 2020, S.7). Die Heterogenität von Auszubildenden bezieht sich nicht ausschließlich auf die unterschiedlichen Lernvoraussetzungen in Folge vorangegangener Bildungsabschlüsse, sondern bezieht sich sowohl auf die soziale und kulturelle Herkunft als auch auf die „sprachlichen Kompetenzen und viele weitere Merkmale" (Euler & Severing, 2020, S. 7; Severing & Weiß, 2014, S. 5).

Als eine Ursache für die steigende Heterogenität in der beruflichen Bildung lässt sich der demografische Wandel anführen (Albrecht, Ernst, Westhoff und Zauritz, 2014, S. 18), welcher zur Folge hat, dass im Vergleich zu den Jahren zuvor weniger Jugendliche die allgemeinbildende Schule abschließen (Deutscher Industrie- und Handelskammertag (DIHK), 2020, S. 6). Gleichzeitig steigt der Bedarf an Fachkräften (Albrecht et al., 2014, S. 18) und Unternehmen fehlen qualifizierte Jugendliche, die sich auf einen Ausbildungsplatz bewerben (Albrecht et al., 2014, S.18). Zusätzlich entscheiden sich mehr Jugendliche für eine akademische Ausbildung, wodurch es zu einem Wettbewerb zwischen beruflicher und akademischer Ausbildung kommt (Severing & Teichler, 2013, S. 11; DIHK, 2020, S. 3). Diese verschiedenen Faktoren führen dazu, dass es unbesetzte Ausbildungsplätze gibt (Gericke, Krupp & Troltsch, 2009, S. 4), was zu einer Senkung der unternehmerischen Auswahlkriterien an Jugendliche führt (Severing & Weiß, 2014, S. 7).

In Folge dieser Entwicklung sind Lehrende mit der Vielschichtigkeit an Heterogenitätsmerkmalen der Auszubildenden im Unterricht konfrontiert (Altrichter, Trautmann, Wischer, Sommerauer & Doppler, 2009, S. 342). Dementsprechend besteht wie im allgemeinbildenden Schulsystem der Bedarf an konkreten Maßnahmen im Umgang mit heterogenen Lerngruppen in der beruflichen Bildung (Wittwer, 2014a, S. 197), sodass die unterschiedlichen Lernvoraussetzungen der Auszubildenden berücksichtigt und Ausbildungsziele erreicht werden (Albrecht et al., 2014, S. 11), um dem Mangel an ausgebildeten Fachkräften entgegenzuwirken (Westhoff, 2014, S. 4).

Eines der Unterrichtskonzepte der individuellen Förderung ist die Binnendifferenzierung. Diese als „Antwort für einen erfolgreichen Umgang mit Heterogenität" (Bohl, Bönsch, Trautmann &

Wischer, 2012, S. 5) geltende Form der individuellen Förderung rückt Teilgruppen und einzelne Lernende in den Vordergrund, sodass unterschiedliche Lerntempi berücksichtigt werden können. Durch differenzierte Unterrichtsinhalte soll ermöglicht werden, dass allen Lernenden eine Progression zu Teil wird. Da Lehrende jedoch auch neben der Erteilung von Unterricht in Theorie und Praxis auch praktische Prüfungen durchführen, ist die Implementierung neuer Konzepte zeitintensiv und Lehrende stoßen an Grenzen ihres Zeitmanagements (Wischer, 2008, S. 721).

Daher beleuchtet die vorliegende Arbeit nicht nur die Vorzüge des Konzepts der Binnendifferenzierung, sondern erörtert auch mögliche Schwierigkeiten, um abschließend resümieren zu können, ob Binnendifferenzierung im Kontext der Pflegeausbildung geeignet ist. Als Pflegepädagogin und angehende Berufspädagogin für Pflege und Gesundheit ist es meine Aufgabe, angehende Pflegekräfte qualifiziert auszubilden. Die Aufgabe der Auszubildenden ist es, Lerninhalte aufzunehmen, zu verarbeiten und in die Praxis umzusetzen. Die pädagogische Aufgabe ist es, Lernen zu begleiten, zu moderieren und Wissen zu vermitteln, um allen Auszubildenden eine Chancengleichheit in Bezug auf den Ausbildungsabschluss zu ermöglichen. Daher nehme ich es als Pflegepädagogin als Aufgabe war, über die Wissensvermittlung hinaus als Lehrende zu agieren. Konkret bedeutet dies, dass ich dazu beitragen möchte, dass Pflegeauszubildende angesichts ihrer Lern- und Leistungsvoraussetzungen individuell und bedürfnisorientiert mit Hilfe binnendifferenzierten Unterrichts unterstützt werden, sodass die Auszubildenden das Examen zur Pflegefachfrau und zum Pflegefachmann erfolgreich absolvieren.

1.2 Aufbau der Arbeit

Im Rahmen der vorliegenden Hausarbeit soll überprüft werden, ob binnendifferenzierter Unterricht als Konzept der Individuellen Förderung in der Pflegeausbildung Anklang findet und welche Chancen und Grenzen binnendifferenzierter Unterricht aufweist. Die dargelegte Problemstellung und Relevanz von heterogenen Lerngruppen in der Allgemeinbildung lassen erahnen, wie Komplex das Phänomen der Heterogenität in der beruflichen Bildung ist.

In einem einführenden Kapitel wird ein Einblick in den Themenbereich der Heterogenität gegeben. Um Heterogenität thematisch und inhaltlich einzugrenzen, wird der Begriff Heterogenität definiert und von wortverwandten Begriffen abgegrenzt. Anschließend werden die Dimensionen der Heterogenität im Bildungskontext erläutert. Nachfolgend wird der Forschungsstand bezüglich der Heterogenität in der Pflegeausbildung thematisiert. In diesem Zusammenhang werden Untersuchungsergebnisse vorgestellt, welche die aktuelle Situation der Heterogenität von Pflegeauszubildenden aufzeigen.

Im nachfolgenden Kapitel liegt der Fokus auf der Binnendifferenzierung, welches ein Konzept der Individuellen Förderung darstellt. Aus diesem Grund wird zu Beginn dieses Kapitels auf die Individuelle Förderung eingegangen. Anschließend wird definiert, was unter Binnendifferenzierung zu verstehen ist und auf welchen Ebenen binnendifferenzierende Maßnahmen im Unterricht durchgeführt werden können.

Das letzte Kapitel spannt durch die Beantwortung der Forschungsfrage einen Bogen zu der eingangs formulierten Fragestellung der Arbeit. In diesem Kapitel wird das Konzept der Binnendifferenzierung auf die Praxistauglichkeit überprüft. Dementsprechend werden Chancen und Grenzen aufgezeigt, welche Binnendifferenzierung in der Pflegeausbildung bietet. Das Fazit bildet den Schlusspunkt der Hausarbeit, da hier die gewonnen Erkenntnisse im Kontext der Pflegeausbildung beurteilt werden.

2. Heterogenität in der Berufsbildung

Der zentrale Begriff im Kontext der vorliegenden Arbeit stellt das Wort Heterogenität dar, insbesondere in der Berufsbildung. Um ein Grundverständnis für diesen Begriff zu erlangen, wird der Terminus näher erläutert. Daran anschließend erfolgt eine Ein- und Abgrenzung des Terminus, um dem zentralen Begriff der Heterogenität näher zu kommen. Aus diesem Grund werden die Begriffe *Diversität* und *Inklusion* definiert, da diese begriffliche Schnittstellen aufweisen. Darauf aufbauend werden sowohl die Dimensionen der Heterogenität im Bildungskontext als auch der aktuelle Forschungsstand in Bezug auf die Heterogenität in der Berufsbildung dargelegt.

2.1 Heterogenität, Diversität und Inklusion

Bevor auf die Heterogenität von Pflegeauszubildenden eingegangen werden kann und damit Schlussfolgerungen hinsichtlich des Bedarfs an individueller Förderung gezogen werden können, bedarf es einer begrifflichen Herleitung des Terminus.

Der Begriff *Heterogenität* stammt aus dem Altgriechischen und ist aus den Begriffen héteros (anders, verschieden) und génos (Klasse, Art) (Kluge, 2011, S. 413) zusammengesetzt. Heterogenität kann folglich mit „Verschiedenartigkeit, Ungleichartigkeit, Uneinheitlichkeit im Aufbau, in der Zusammensetzung" (Duden, 2022a) übersetzt oder als „Ungleichartigkeit der Teile in einem zusammengesetzten Ganzen" (Groeben, 2003, S. 6) verstanden werden. Die Übersetzung setzt demnach voraus, dass dann Heterogenität besteht, wenn eine „Differenz zwischen wenigsten zwei Elementen" (Budde, 2015, S. 23) besteht. Das bedeutet, dass Heterogenität die Verschiedenartigkeit von einzelnen Gegenständen einer definierten Menge in Bezug auf ein oder mehrere Eigenschaften darstellt. Werden demzufolge zwei Merkmale miteinander verglichen, kann der Vergleich entweder unterschiedlich (= heterogen) oder komplementär, also homogen ausfallen. So lässt sich vermuten, dass der Begriff der Heterogenität nur dann verwendet werden kann, wenn der Gegensatz, die Homogenität, weitestgehend auszuschließen ist (Wenning, 2007, S. 23-24). Der scheinbare Ausschluss von Homogenität durch anwesende Heterogenität verliert jedoch vor allem bei der Betrachtung von Lerngruppen im Bildungskontext an Schärfe (Schuck, 2004, S. 353-354). Demnach ist es im Kontext der vorliegenden Arbeit nicht möglich, eine Lerngruppe grundsätzlich als heterogen oder homogen zu bezeichnen, da lediglich einzelne Aspekte oder auch Merkmale, wie zum Beispiel das Alter oder auch der zur Ausbildung befähigende schulische Abschluss verglichen werden können.

Im begrifflichen Spannungsfeld der Heterogenität bewegt sich auch die *Diversität*. Der Begriff *Diversität* entstammt dem angloamerikanischen Sprachraum (diversity) und bedeutet Vielfalt (Mecheril & Plößer, 2011, S. 279). Im Vergleich zu dem Heterogenitätsbegriff verzichtet der Diversitätsbegriff auf die Unterscheidung verschiedener Merkmale. Im pädagogischen Kontext wird Diversität sowohl wertgeschätzt als auch anerkannt (Emmerich & Hormel, 2013, 184, Walgenbach, 2014, S. 92; Walgenbach, 2021, S. 46) und betrachtet diese in der Gesamtheit als Chance (Emmerich & Hormel, 2013, 10). Der Diversitäts-Ansatz hebt die Unterschiede mit deren Außenwirkung mit der Notwendigkeit der Anerkennung hervor, sodass ein gemeinsames Leben in der Gesellschaft, frei von Diskriminierung und Ausgrenzung ermöglicht wird (Emmerich & Hormel, 2013, S. 202; Plößer, 2013, S. 62). Diesem Ansatz zufolge stehen Diskriminierung und Vielfalt in einem Wechselverhältnis zueinander. Denn wenn Unterschiede als Belastung empfunden werden und damit die Vielfältigkeit als negativ deklariert wird, entwickelt sich dieser gegenüber eine ablehne Haltung. Daraus entsteht Separation und Diskriminierung, wodurch zwanghaft der Versuch unternommen wird, sich zu verändern, anzupassen oder abzugrenzen, wodurch wiederum eine Vielfalt erzeugt wird (Emmerich & Hormel, 2013, S. 250).

Dahingegen ist *Diversität* als ein Konzept zu verstehen, welches auf die Förderung von Chancengleichheit ausgerichtet ist (Plößer, 2013, S. 61). Diversität ist das Ergebnis einer Reihe von Kombinationsmöglichkeiten von Merkmalen, welche als Gewinn und Ressource in Bezug auf das Lernen gesehen werden (Sliwka, 2012, S. 170-171; Plößer, 2013, S. 60). Im Vergleich zum Diversitätsbegriff, stellt Heterogenität also eine Zwischenstufe zwischen Homogenität und Diversität dar (Emmerich & Hormel, 2013, S. 256-257; Sliwka, 2014, S. 171), da Diversität als Möglichkeit der Sensibilisierung von Vielfältigkeit verstanden wird (Emmerich & Hormel, 2013, S. 256-257; Plößer, 2013, S. 60). Im pädagogischen Kontext bezieht sich die Heterogenität vor allem auf die Feststellung der Vielfältigkeit der Lernenden, wohingegen der Fokus der Diversität auf der Einstellung der Lehrenden hinsichtlich der Vielfalt von Lernenden liegt (Plößer, 2013, S. 60-61).

Im Feld der bedeutungsverwandten Wörter bewegt sich auch der Begriff der *Inklusion* (Ohlemann, 2021, S. 36). Der Terminus *Inklusion* entstammt dem lateinischen Wort *inclusio*, was übersetzt „Einbezug und Einschließung" (Schöb, 2013; Duden, 2020b) bedeutet. Aus der sozialwissenschaftlichen Perspektive bedeutet Inklusion „Teilhabe" (Heimlich & Kiel, 2020, S. 210) und wird nach Heimlich und Kiel (2020) wie folgt definiert:

> Inklusion ist das gleichberechtigte, chancengleiche und selbstbestimmte Zusammenleben, sowie das damit verbundene barrierefreie, unabhängige und diskriminierungsfreie Zusammenhandeln der Menschen auf Augenhöhe, unabhängig von Geschlecht, sexueller Identität, Alter, sozialer wie ethnischer Herkunft, Religionszugehörigkeit oder Bildung, Behinderung oder anderen individuellen Merkmalen. (S. 304)

Dieser Definition nach wird unter Inklusion die Anerkennung menschlicher Vielfalt verstanden. Inklusion berücksichtigt demnach alle menschlichen Lebensformen in allen gesellschaftlichen Bereichen, wie beispielsweise der Erwerbstätigkeit, Bildung, Sozialleben und Politik (Heimlich & Kiel, 2020, S. 210; Wansing, 2015, S. 53). Zudem verfolgt die Inklusion das Ziel, „Diskriminierung und Stigmatisierung zu erkennen und diesen zu begegnen" (Ziemen, 2018, S. 7).

Auf bildungspolitischer Ebene fordert Budde (2017), dass mit Hilfe von Inklusion gesellschaftliche Hürden, besonders im Kontext von Unterricht, abgebaut werden müssen, insbesondere für Menschen mit Behinderungen (S. 23). Auch wenn die UN-Behindertenrechtskonvention keine eindeutige Definition des Inklusionsbegriffs ausgibt, weist Wansing (2015) darauf hin, dass die Behindertenrechtskonvention auf der Basis der Menschenwürde gründet, wodurch Inklusion sowohl auf schulischer als auch auf gesellschaftlicher Ebene als ein Menschenrecht aufgefasst werden kann (S. 43). Da sich die Gesellschaft in einem ständigen Wandel befindet, stellt Inklusion einen Indikator für gesellschaftliche Veränderungen dar. Daher ist es wichtig, dass sich fortan im Prozess befindliche Systeme, wie beispielsweise das der Schule, evaluiert und bedürfnisorientiert angepasst werden (Schumann, 2009, S. 51-53; Biewer, 2017, S. 193; Hong, Zimmer & Stein, 2020, S. 402). Im Kontext der Schule wird auch von inklusiver Pädagogik gesprochen, wenn „Kinder und Jugendliche als ganze Person wahr[genommen]" (Boban & Hinz, 2003, S. 11) werden. Konkret bedeutet dies die Beschulung von Lernenden, unabhängig ihrer kognitiven und körperlichen Konstitution und das Individuen angesichts ihrer Fähigkeiten und Fertigkeiten vollumfänglich in Lernprozessen berücksichtigt werden (Boban & Hinz, 2003, S. 11; Katzenbach, 2017, S. 124).

Weiterhin bekräftigt Grosche (2015), dass Inklusion ähnlich wie die Begriffe Heterogenität und Diversität auf unterschiedliche Dimensionen der Vielfalt von Menschen abzielt und daher nicht oder nur eingeschränkt auf das Merkmal der gemeinsamen Beschulung von Lernenden mit und ohne Behinderung (Kultusministerkonferenz (KMK), 2011, S. 7; Grosche, 2015, S. 21) reduziert werden kann.

Im Kontext der vorliegenden Arbeit werden die Begriffe Heterogenität, Diversität und Inklusion als sich gegenseitig beeinflussend und bedeutungsverwandt wahrgenommen. Demnach ist eine Abgrenzung der Begriffe voneinander nur eingeschränkt möglich, da diese gemäß ihren Funktionen und Bedeutungen Schnittmengen aufweisen. Dennoch wird forthin der Begriff der Heterogenität verwendet, da die Arbeit inhaltlich mit dem Vergleich einzelner Merkmale des Lernens arbeitet.

2.2 Dimensionen der Heterogenität im Bildungskontext

Bei dem Begriff der Heterogenität in dem Bildungsbereich Schule und Unterricht geht es insbesondere um die Vielfältigkeit von Lernenden (Kampshoff, 2009, S. 37). Jedoch ist das Spektrum der Heterogenitätsmerkmale vielschichtig. Grundsätzlich können alle Merkmale bzw.

Eigenschaften von Lernenden hinsichtlich Gleichheit und Ungleichheit miteinander verglichen werden (Bank, Ebbers & Fischer, 2011, S. 4). Um detaillierter auf die Dimensionen der Heterogenität in der beruflichen Bildung eingehen zu können, werden zunächst allgemeine Dimensionen der Heterogenität von Lernenden vorangestellt.

Prengel (1993) benennt Dimensionen von Heterogenität: Differenz im Geschlecht, in der Kultur, in der Begabung, des Wissens und der Intelligenz (S.183-184). Ergänzend dazu führt Saldern (2007) die Fachleistung und die kognitiven Lernvoraussetzungen als weitere Bezugsgrößen auf (S. 47). Darüber hinaus definiert Wenning (2007) sieben Kategorien der Heterogenität von Lernenden, welche für die Betrachtung der Heterogenität im schulischen Kontext von Bedeutung sind (S. 25). Bei der Auswahl geeigneter Kategorien orientiert sich Wenning (2007) am Grundgesetz, sodass folgende Ansatzpunkte abgeleitet werden: Leistung, Alter, soziokulturelle Hintergrund, sprachliche Herkunft, migrationsbedingte Heterogenität, Geschlecht, Gesundheitszustand oder körperliche Behinderungen (S. 25). Zusätzlich unterscheidet Wenning (2007) zwischen „institutsinternen und institutionsexternen Kategorien (S. 25-26). Unter institutsinternen Kategorien sind Heterogenitätsmerkmale zu verstehen, die durch die Institution, also durch das Bildungswesen selbst, hervorgerufen werden. Hierzu zählt beispielsweise die leistungsbedingte Heterogenität, die sich auf die Vielfältigkeit hinsichtlich der Lerngeschwindigkeit, Fähigkeit und Bereitschaft als auch die Ergebnisse beziehen. Als weiteres Beispiel kann die Heterogenität des Alters aufgeführt werden, welche die Heterogenität bezüglich des Entwicklungsstandes impliziert (Wenning, 2007, S. 25). Unter institutsexterne Kategorien sind Heterogenitätsmerkmale zu verstehen, die durch die Gesellschaft, Kultur oder (Bildungs-)Politik hervorgerufen werden (Wenning, 2007, S. 25-26). Darunter fällt beispielsweise die Heterogenität, die gesundheits- und körperbezogen ist und aus gesellschaftlicher Sicht als Abweichung von der Norm verstanden wird (Wenning, 2007, S. 26). Darüber hinaus können Heterogenitätsmerkmale sowohl als institutsinterne und institutsexterne Kategorien betrachtet werden, wie beispielsweise die migrationsbedingte Heterogenität. Nicht nur, dass diese Kategorie als kulturelle Heterogenität gehandelt wird, sind die Erwartungen und Handlungsmuster von Seiten der Schule als auch durch ihre institutsinterne und institutsexterne Wirkung miteinander gekoppelt (Wenning, 2007, S. 25).

Da die angeführten Merkmale für Heterogenität im Kontext der allgemeinbildenden Schulen Verwendung finden, wird im nachfolgenden Kapitel detaillierter auf die Heterogenitätsmerkmale in der beruflichen Bildung eingegangen.

2.3 Heterogenität in der Pflegeausbildung – Forschungsstand

Die vorliegende Arbeit zielt darauf ab zu erörtern, welche Chancen und Grenzen binnendifferenzierter Unterricht als Konzept der individuellen Förderung der Pflegeausbildung bietet. Aus diesem Grund wird im folgenden Kapitel sowohl der Hintergrund der Heterogenität von

Auszubildenden als auch Heterogenitätsmerkmale in der beruflichen Bildung, insbesondere von Pflegeauszubildenden, beleuchtet.

In verschiedenen Berichten des Bundesinstituts für Berufsbildung wird davon gesprochen, dass die Heterogenität von Auszubildenden zunimmt und die damit verbundenen Anforderungen an die Lehrenden in der beruflichen Bildung steigen (Severin & Weiß, 2014, S. 5). In der Verantwortung für steigende Heterogenität sehen Severing und Weiß (2014), dass in der beruflichen Bildung bisher das Prinzip der Homogenisierung in Folge des Selektionsmechanismus verfolgt wurde (S. 5). Durch die Selektion schulischer Leistungen und sprachlichen Fähigkeiten ist es in der beruflichen Bildung gelungen, die Heterogenität der Lernenden zu begrenzen (Severing & Weiß, 2014, S. 5), obwohl Berufsausbildungen grundsätzlich offen gegenüber Lernenden mit verschiedenen Bildungsabschlüssen sind (Severing & Weiß, 2014, S. 6). Es stellt sich dennoch die Frage, warum die Heterogenität in der beruflichen Ausbildung zunimmt. Als einen Grund dafür führen Albrecht et al. (2014) den demografischen Wandel an (S. 18). Aufgrund dessen schließen weniger Jugendliche die allgemeinbildende Schule ab als im Vergleich zu den Jahren davor (DIHK, 2020, S. 6). Das bedeutet, dass sich angesichts des demografischen Wandels weniger junge Menschen für eine berufliche Ausbildung entscheiden. Zeitgleich entwickelt sich der Trend, dass sich mehr Schulabgängerinnen und Schulabgänger für eine akademische Ausbildung entscheiden. Dies führt zu einem zusätzlichen Wettbewerb zwischen beruflicher und akademischer Ausbildung (Severing & Teichler, 2013, S. 11; DIHK, 2020, S. 3). Des Weiteren führen die steigenden Ansprüche an qualifizierte Auszubildenden dazu, dass Ausbildungsplätze unbesetzt bleiben (Albrecht et al., 2014, S. 18). Diese Diskrepanz führt dazu, dass Unternehmen auf besser qualifiziertes Personal, welches eine akademische Ausbildung abgeschlossen hat, zurückgreifen und entsprechend weniger Ausbildungsplätze anbieten (DIHK, 2020, S. 6).

Das ein Rückgang der Zahl an Auszubildenden zu verzeichnen ist, wird durch den Datenreport zum Berufsbildungsbericht des Bundesinstituts für Berufsbildung (BIBB) verdeutlicht. Bereits im Jahr 2013 liegt ein Rückgang von 16 Prozent der Ausbildungsplatzbewerbungen vor (BIBB, 2013, S. 253). Das heißt konkret, dass es im Jahr 2005 4.835.789 Ausbildungsplatzbewerbungen gab und im Vergleich dazu im Jahr 2011 4.080.462 Ausbildungsplatzbewerbungen eingegangen sind. Diese Entwicklung wird durch die Daten des Statistischen Bundesamtes (Destatis) gestützt. Diese Daten verweisen auf die rückläufige Anzahl an Auszubildenden in Deutschland von 1950 bis 2022. Im Jahr 2010 befanden sich mehr als 1,5 Millionen Menschen in einem Ausbildungsverhältnis und zehn Jahre später waren es knapp 1,29 Millionen Auszubildende (Statistisches Bundesamt, zitiert nach Statista, 2021). Die Daten verdeutlichen, dass die Auswahl von Auszubildenden in der beruflichen Bildung mit dem Ziel der Homogenisierung von Lerngruppen keine Gültigkeit mehr besitzen.

Infolgedessen können Ergebnisse einer Online-Umfrage des Deutschen Industrie- und Handelskammertags (DIHK) (2013) herangezogen werden aus denen hervorgeht, dass sich Unternehmen zunehmend auf lernschwächere Auszubildende einstellen (müssen) (S. 34). Die Online-Befragung fand im Zeitraum von Februar bis März 2013 statt, an der 15.002 Unternehmen teilnahmen. Die Befragung, die jährlich von der DIHK durchgeführt wird, gibt Aufschluss über die Ausbildungspläne und Ausbildungsmotive von Ausbildungsunternehmen. Die Befragung zeigt, dass es 29% der befragten Unternehmen ablehnen, lernschwächere Jugendliche in eine Ausbildung zu überführen (DIHK, 2013, S. 34). Dahingehend leitet der DIHK ab, dass 70% der Unternehmen bereit sind, lernschwächere Jugendliche auszubilden. Diese Aussage ist kritisch zu betrachten, da fortlaufend in den Ergebnissen der Umfrage darauf hingewiesen wird, dass Unternehmen in Abhängigkeit von bereitgestellten Fördermitteln lernschwächere Jugendliche ausbilden. Selbst im Laufe von zwei Jahren, also in den Jahren 2011 bis 2013, ist die Bereitschaft der Unternehmen, lernschwächere Jugendliche auszubilden und mittels öffentlicher Fördermittel zu unterstützen, zurückgegangen. Lediglich 27% der Ausbildungsunternehmen sind bereit auch ohne Fördermittel Auszubildende mit einer Lernschwäche eine Ausbildung anzubieten (DIHK, 2013, S. 34). Um den Entwicklungen der rückläufigen Ausbildungszahlen zu begegnen ist es notwendig, dass Ausbildungsunternehmen ihre Anforderungen an Jugendliche anpassen müssen. Dadurch wird ermöglicht, dass nicht nur Jugendlichen mit Lernschwächen eine Chance auf einen Ausbildungsplatz gegeben wird, sondern auch dem Mangel an Fachkräften entgegengewirkt wird (DIHK, 2013, S. 7).

Angesichts dieser Ergebnisse könnte davon ausgegangen werden, dass die sinkenden Zahlen von Auszubildenden auch die Pflegeausbildung betreffen. Besonders weil in einer Studie der Universität Bremen, die sich mit dem Image des Pflegeberufes auseinandergesetzt hat, zeigt, dass der Pflegeberuf auf geringes Interesse bei den befragten Schülerinnen und Schüler stößt (Görres, Stöver, Bomball & Adrian, 2010, S. 149). Dennoch zeigen die Daten des Statischen Bundesamts, dass die Zahl an Auszubildenden in Bereich der Pflege angestiegen ist (Destatis, 2022). Innerhalb von zehn Jahren, also zwischen den Jahren 2009 bis 2019 ist ein Anstieg von rund 39% zu verzeichnen. Konkret bedeutet dies, dass im Jahr 2009 rund 51.400 Menschen eine Pflegeausbildung begonnen haben und im Jahr 2019 waren es 71.300 (Destatis, 2022). Zu den möglichen Gründen für die Wahl zur Ausbildung im Bereich der Pflege lässt sich sagen, dass der Pflegeberuf einen sicheren Arbeitsplatz darstellt und die angehenden Pflegekräfte einen Beitrag für die Gesellschaft leisten (Bundesministerium für Familie, Senioren, Frauen und Jugend (BMFSFJ), 2008, S. 178).

Auch wenn die Zahl der Pflegeauszubildenden keinen Hinweis darüber gibt, dass die Pflegeauszubildenden aufgrund der Senkung der Anforderungen der Betriebe Heterogenität aufweisen, kann auch im Kontext der Pflegeausbildung von einer zunehmenden Heterogenität gesprochen werden. Nicht nur, wie in Kapitel 2.2 beschrieben, sind die verschiedenen Dimensionen der Heterogenität in der Pflegeausbildung wiederzufinden, sondern in der beruflichen Bildung ist das Spektrum von Heterogenitätsmerkmalen weitreichender. So ergänzen Balmer, Inversini, Planta und Semmer, (2000) im Kontext der beruflichen Bildung die allgemeinen Heterogenitätsmerkmale um das Interesse, Vor- und Ausbildung, Fähigkeiten, Kompetenzen, Qualifikation, Werte und Einstellungen (S. 142). Zusätzlich kommen ergänzend dazu im Bereich der beruflichen Bildung weitere Unterschiede durch berufs- und ausbildungsübergreifende Lerngruppen hinzu (Hahn & Clement, 2007, S. 2).

Ergänzend zu den aufgeführten Merkmalen der Heterogenität von Lernenden, auch im Kontext der beruflichen Bildung, veröffentlichten Albrecht et al. (2014) ein Kompendium, welches die Einsicht in den Entwicklungsstand des Modellversuchsförderschwerpunkt „Neue Wege in die duale Ausbildung – Heterogenität als Chance für die Fachkräftesicherung" (Westhoff, 2014, S. 4) des Bundesinstituts für Berufsbildung (BIBB) ermöglicht. Dieser Modellversuch wird durch das Bundesministerium für Bildung und Forschung gefördert. Die Intention des Modellversuchs ist es, den rückläufigen Bewerberzahlen für eine berufliche Ausbildung entgegenzuwirken, indem auf die Heterogenität von jungen Menschen, die sich vor- oder auch in einer beruflichen Ausbildung befinden, eingegangen wird (Westhoff, 2014, S. 4). Dadurch kann Heterogenität als Chance zur Sicherung von Fachkräften verstanden werden (Westhoff, 2014, S. 4). In diesem Zusammenhang werden Ergebnisse eines nicht veröffentlichen Gutachtens der Zentralstelle für die Weiterbildung im Handwerk (ZHW) aus dem Jahr 2009 vorgestellt, welche der Thematik der Heterogenität in der beruflichen Bildung nachgeht (Westhoff, 2014, S. 4). Entsprechend der Ergebnisse des Gutachtens wurde ein Modell in Form eines Eisbergs entwickelt, welches die verschiedenen Merkmale der Heterogenität in der beruflichen Bildung aufzeigt. Wie in Abbildung 1 dargestellt, symbolisiert die Spitze des Eisberges die Heterogenitätsmerkmale von Lernenden in der beruflichen Ausbildung, welche wie bei einem Eisberg sichtbar sind. Diese Merkmale konnten aus den Bildungsstatistiken abgeleitet werden (Albrecht et al., 2014, S. 8). Unter der Spitze des Eisberges befinden sich weniger messbare, aber dennoch relevante Heterogenitätsmerkmale, die wie bei einem Eisberg den Großteil des Volumens einnehmen, jedoch nicht sofort sichtbar sind. Diese Heterogenitätsmerkmale sind ebenfalls im Hinblick auf die berufliche Bildung von Bedeutung, da diese sich unter anderem auf die verschiedenen „Lernorte, spezifische Zielgruppen, mehrere Jahre [und] und bestimmte Regionen" (Albrecht et al., 2014, S. 8) beziehen.

Das Modell des Eisberges veranschaulicht die Unterschiedlichkeit der verschiedenen Merkmale der Heterogenität in der beruflichen Bildung und demnach auch in der Pflegeausbildung. Deutlich zu erkennen ist, dass in der beruflichen Bildung keine allgemeingültigen und feststehenden Heterogenitätsmerkmale von Lernenden existieren. Somit lässt das Modell den Rückschluss zu, dass die Erscheinungsformen von Heterogenität weitaus multipler zu betrachten sind und kann sowohl im Kontext der beruflichen Bildung als auch in der Pflegeausbildung aus unterschiedlichen Blickwinkeln betrachtet werden.

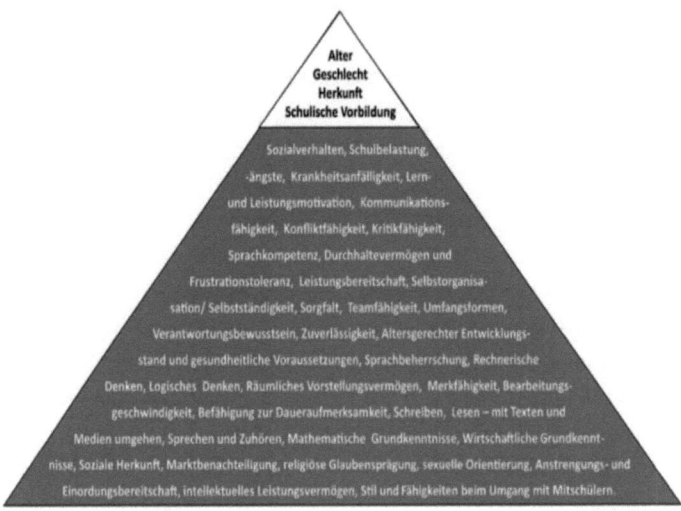

Abbildung 1: Das Eisbergmodell zur Darstellung der Heterogenität in der beruflichen Bildung (Gutachten der ZHW, 2009, zitiert nach Albrecht et al., 2014, S. 8)

3. Binnendifferenzierung – ein Konzept der individuellen Förderung

Das folgende Kapitel legt den Fokus auf die Binnendifferenzierung als ein Konzept der individuellen Förderung. Um die Binnendifferenzierung im Kontext der individuellen Förderung einordnen zu können, wird zunächst die Begrifflichkeit der Individuellen Förderung beleuchtet. Anschließend wird das Konzept der Differenzierung umrissen, um eine differenzierte Betrachtung des Konzepts der Binnendifferenzierung vorzunehmen, welche dazu dient, individuellen Lernvoraussetzungen von Lernenden zu begegnen.

3.1 Individuelle Förderung

Die Individuelle Förderung zielt darauf ab optimale Voraussetzungen zu schaffen, welche individuelle Lernprozesse ermöglichen (Fischer, 2015, S. 25). Dementsprechend werden im Vorfeld die Begriffe *Lernen* und *Fördern* definiert, da diese unmittelbar zusammenhängen und erst dadurch ein Verständnis des zentralen Terminus der individuellen Förderung möglich ist.

Lernen kann aus psychologischer Perspektive als Prozess verstanden werden, welcher auf Erfahrungen gründet und zu einer Änderung des Verhaltens führt (Gerrig & Zimbardo, 2008, S. 192). Das bedeutet, dass Lernen nicht direkt beobachtet werden kann, aber Leistungen, die der Prozess des Lernens nach sich zieht, messbar sind. Um von einem Lernprozess sprechen zu können, muss das Gelernte zu einer konstanten und nachhaltigen Veränderung im Verhalten führen. Lernen kann dieser Definition nach als Teil der Erziehung und des Unterrichts betrachtet werden. Dennoch existieren neben den Lernprozessen, die aufgrund von äußerer Einwirkung erfolgen auch Lernprozesse, welche ohne Vermittlung und induktiv erfolgen können (Wulf & Zirfas, 2014, S. 16-17). So kann Lernen als Interaktion zwischen dem Individuum und der sozialen Umgebung verstanden werden (Illeris, 2010, S. 12-13). Im Bildungskontext wird Lernen als zielgerichtete Handlung verstanden, die darauf abzielt, Kompetenzen und Wissen zu erwerben (Krapp, 2007, S. 454; Fischer, 2015, S. 26). Dementsprechend sind nach Weinert (2001) Kompetenzen „die bei Individuen verfügbaren oder durch sie erlernbaren kognitiven Fähigkeiten und Fertigkeiten, um bestimmte Probleme zu lösen, sowie die damit verbundenen motivationalen, volitionalen und sozialen Bereitschaften und Fähigkeiten, um die Problemlösungen in variablen Situationen erfolgreich und verantwortungsvoll nutzen zu können" (S. 27-28). Der Lernerfolg hängt von persönlichen Lernmotiven, wie beispielweise Wünschen, Interessen und Ziele, aber auch von verfügbaren Lernstrategien des Individuums selbst ab (Krapp, 2007, S. 454-455).

Förderung kann als Oberbegriff für sämtliche pädagogische Handlungen stehen, welche auf die möglichst optimale Bildung und Erziehung ausgerichtet sind (Klieme & Warwas, 2001, S. 808; Ricken, 2008, S. 74). Tenroth und Tippelt (2007) sprechen im Kontext der Förderung von einem „Sammelbegriff für alle erzieherischen, beratenden oder therapeutischen Maßnahmen zur Ausbildung und Verwendung ausgewählter Fähigkeiten" (S. 252). Im Bildungskontext kann Förderung konkret als zielgerichtete pädagogische Intervention verstanden werden (Böttcher, Maykus, Altermann & Liesegang, 2014, S. 14), welche „nicht vom Lerner, sondern vom Lehrer her gedacht" (Kunze, 2016, S. 22) sind. Im Idealfall führt Förderung zu einem Kompetenzerwerb (Böttcher et al., 2014, S. 22) in möglichst „allen Persönlichkeitsdimensionen" (Streber & Haag, 2014, S. 28). Demzufolge bezieht sich Förderung auf alle Handlungen, die die Lehrperson im Kontext der pädagogischen Bildung vollzieht. Inwiefern Lernende, die meist über unterschiedliche Lern- und Leistungsvoraussetzungen verfügen von einer pädagogischen Handlung profitieren, bleibt offen. Demnach trägt der Begriff der *Individuellen Förderung*, der sich sowohl auf die Förderung von Benachteiligten als auch auf Begabte bezieht, der Tatsache Rechnung, dass nicht alle Lernenden gleichermaßen vom pädagogischen Handeln der Lehrperson profitieren. Erstmals taucht der Begriff *Individuelle Förderung* im Jahr 1970 im Strukturplan des Deutschen Bildungsrats mit der Forderung eines „auf individueller Förderung angelegtes Bildungssystem" (Deutscher Bildungsrat, 1970, S. 27) auf. Durch diese Forderung sollte eine Neuorientierung des Bildungssystems ermöglicht werden, sodass „jede[r] Lernende entsprechend seine[r] Fähigkeiten und Interessen bestmöglich fördern" (Deutscher Bildungs-rat, 1970, S. 36) ist. Die Implementierung erfolgte konkret in der überarbeiteten Version der „Standards für die Lehrerbildung", die voraussetzt, dass Lehrende ihren „Unterricht unter Berücksichtigung unterschiedlicher Lernvoraussetzungen und Entwicklungsprozessen fach- und sachgerecht" (KMK, 2014, S. 7) planen als auch durchzuführen haben. Dementsprechend werden unter der individuellen Förderung „alle Handlungen von Lehrerinnen und Lehrern und von Schülerinnen und Schülern verstanden, die mit der Intention erfolgen bzw. die Wirkung haben, das Lernen der einzelnen Schülerin/des einzelnen Schülers unter Berücksichtigung ihrer/seiner spezifischen Lernvoraussetzungen, -bedürfnisse, -wege, -ziele und -möglichkeiten zu unterstützen." (Kunze, 2008, S. 19). Ähnlich wie Kunze (2008) definiert Eckert (2004) individuelle Förderung: „Individuelles Fördern heißt, jeder Schülerin und jedem Schüler die Chance zu geben, ihr bzw. sein motorisches, intellektuelles, emotionales und soziales Potenzial umfassend zu entwickeln und sie bzw. ihn dabei durch geeignete Maßnahmen zu unterstützen" (S. 97).

Diesen Definitionen zu Folge, ist es durch *Individuelle Förderung* einerseits möglich, Benachteiligungen zu identifizieren und zu reduzieren, und andererseits Begabungen zu erkennen und zu fördern (Arbeitsstab Forum Bildung, 2001, S. 7-8). Demnach ist das Ziel die Schaffung differenzierter Lernarrangements angesichts individueller Lernvoraussetzungen (Fischer, 2015, S. 31), um Lernenden die Möglichkeit einzuräumen, ihre (Lern-)Potenziale entfalten zu können (Fischer, 2015, S. 11; Helmke, 2021, S. 249-252).

Helmke (2021) erläutert, dass individuelle Förderung als zirkulärer Prozess aus Diagnose und Förderung verstanden werden kann, welcher eine zielgerichtete Adaption von didaktischen Lernarrangements an diagnostizierten Lernvoraussetzungen der Lernenden verfolgt (S. 252). Der Förderprozess setzt sich nach Solzbacher, Behrensen, Sauerhering & Schwer (2012, S. 4) aus einem Dreischritt zusammen: Diagnose, Förderung und Evaluation (S. 4). Diese Schritte können nach Solzbacher et al. (2012) sowohl hintereinander als auch parallel verlaufen (S. 4). Mittels (pädagogischer) Diagnostik können Lernvoraussetzungen von Lernenden individueller kognitiver, emotionaler und motivationaler Natur identifiziert werden, um ein gelingendes Lernen sowohl für die oder den Einzelnen als auch für die Lerngruppe unter Berücksichtigung der Rahmenbedingungen des Lehr-Lernprozesses zu ermöglichen (Ingenkamp & Lissmann, 2008, S. 13). Vor dem Hintergrund der pädagogischen Diagnostik liegt der Fokus der Förderung auf der strukturierten Umsetzung der individuellen Lernarrangements, welche wiederum mittels pädagogischer Diagnostik und der Evaluation hinsichtlich ihres Effektes geprüft werden. Eine kontinuierliche Dokumentation in Bezug auf die erreichten Förderziele ist notwendig, um diese fortwährend in der Förderplanung zu berücksichtigen (Solzbacher et al., 2012, S. 4).

3.2 Binnendifferenzierung

Im pädagogischen Kontext stellt Differenzierung eine Möglichkeit dar, um heterogenen Lerngruppen zu begegnen (Groeben, 2008, S. 40-41; Paradies & Linser, 2021, S. 12). Paradies und Linser (2021) definieren Differenzierung „als Sammelbegriff für alle didaktischen, methodischen und organisatorischen Maßnahmen, die im Unterricht innerhalb einer Lerngruppe (insbesondere von der Lehrkraft) getroffen werden können, um der Unterschiedlichkeit der Lernenden – vor allem im Blick auf ihre optimale individuelle Förderung – gerecht zu werden" (S.12). Dieser Definition zufolge kann unter Differenzierung verstanden werden, dass Lehrende bei ihrer Unterrichtsplanung und Durchführung individuelle Lernprozesse der Lernenden berücksichtigen (Paradies & Linser, 2021, S. 6). Mit Hilfe differenzierten Unterrichts soll erreicht werden, dass es durch die Berücksichtigung von individuellen Lernvoraussetzungen zu einer Verbesserung von Lerneffekten kommt und unterschiedliche Perspektiven zu einem Thema zugelassen werden, sodass der Unterricht vielseitiger wird. Zudem kann sowohl der Unterricht als auch die Lernenden von einem mehrperspektivischen Unterricht profitieren, da sich das Unterrichtsgeschehen nicht mehr nur auf die Vermittlung fachlichen Wissens beschränkt. Als Beispiel kann hier die Förderung kommunikativer Kompetenzen aufgeführt werden, denn diese können vor allem durch die Arbeit in verschiedenen Sozialformen gestärkt werden. Hier ist es wichtig die Sozialformen, wie zum Beispiel die Gruppenarbeit nicht als Selbstzweck anzuwenden, sondern die Passung des Unterrichtsinhalts in Bezug auf die jeweilige Sozialform zu überprüfen (Paradies & Linser, 2021, S. 6, 12).

Um einen detaillierten Einblick in die innere Differenzierung zu geben ist es wichtig, die äußere Differenzierung zunächst zu beschreiben, um eine Vermengung der Begrifflichkeiten zu vermeiden. Äußere Differenzierung kann als „Aufteilung von Lerngruppen" (Paradies & Linser, 2021, S. 12) verstanden werden. Die Aufteilung von Lerngruppen kann beispielweise in Form von unterschiedlichen Schulformen, Schulprofilen oder auch Jahrgangsklassen vorgenommen werden (Paradies & Linser, 2021, S. 22). Dabei verfolgt die äußere Differenzierung das Ziel aufgrund von übergeordneten Kriterien, wie unter anderem das Alter, Lernende mit unterschiedlichen Lern- und Leistungsvoraussetzungen zu homogenisieren (Paradies & Linser, 2021, S. 21).

Die innere Differenzierung, im weiteren Verlauf mit dem Konzept der Binnendifferenzierung bezeichnet, verfolgt nach Bohl, Bönsch, Trautmann und Wischer (2012, S. 5-6) das Ziel, der Heterogenität von Lernenden erfolgreich zu begegnen. Dabei wird die Heterogenität nicht als Hindernis, sondern als Möglichkeit verstanden, Lernende mit unterschiedlichen Lern- und Leistungsvoraussetzungen ein gemeinsames Lernen zu ermöglichen (Klafki & Stöcker, 1976, S. 497; Kunze, 2008, S. 18; Bohl et al., 2012, S. 5-6). Dies soll unter anderem durch unterschiedliche Lernangebote innerhalb des Unterrichts erfolgen, welche unterschiedliche Niveaustufen aufweisen (Bohl et al., 2012, S. 5-6). Gelingen kann Binnendifferenzierung jedoch nur dann, wenn „jeder und jede auf dem für ihn oder sie passenden Niveau arbeiten kann, also weder unter- noch überfordert ist" (Vock & Gronostaj, 2017, S. 48) und „jeder einzelne Schüler soll individuell maximal gefordert und damit optimal gefördert werden" (Paradies & Linser, 2021, S. 6). Ergänzend dazu eignet sich der Gedanke von Klafki und Stöcker, die bereits 1976 betonen, dass „Wenn Unterricht jeden einzelnen Schüler optimal fördern will, dann muss er im Sinne innerer Differenzierung durchdacht werden" (S. 503).

3.3 Ebenen der Binnendifferenzierung

Nachdem das Prinzip der äußeren Differenzierung beschrieben und eine Lerngruppe zusammengesetzt wurde, setzt das Prinzip der Binnendifferenzierung an (Paradies & Linser, 2021, S. 21).

Die Möglichkeiten der Binnendifferenzierung sind vielfältig, dennoch zielen nach Paradies und Linser (2021) binnendifferenzierenden Maßnahmen darauf ab „den verschiedenen Individualitäten möglichst gerecht zu werden" (S. 21). Trotz individualisierter Lernarrangements soll am Ende jedes binnendifferenzierten Unterrichts erreicht werden, dass alle Lernenden innerhalb einer Lerngruppe in Bezug auf das Lernziel des Unterrichts eine Progression erfahren (Paradies und Linser, 2021, S. 22). In Bezug auf den Unterricht können verschiedene Ebenen hinsichtlich der Binnendifferenzierung unterschieden werden: schulorganisatorische Differenzierung, didaktische Differenzierung und die Interessen- und Wahldifferenzierung (Paradis & Linser, 2021, S. 23-28). Bei der schulorganisatorischen Differenzierung wird hinsichtlich „pädagogischer, didaktischer, methodische, soziale oder pragmatische Prinzipien" (Paradies & Linser, 2021, S. 23) differenziert. Das bedeutet, dass eine Aufteilung der Lerngruppe in Kleingruppen im Rahmen des Schulcurriculums durch die Lehrperson erfolgt. Dabei werden von Lehrpersonen Kriterien festgelegt, wonach die differenzierenden Maßnahmen erfolgen. So kann eine schulorganisatorische Differenzierung nach Organisation und Zufall, Lernvoraussetzungen, Sozialform, Methoden, Medien, Inhalte und Ziele durchgeführt werden (Paradies & Linser, 2021, S. 23-26).

Die didaktische Differenzierung orientiert sich an den „lernspezifischen Voraussetzungen" (Paradies & Linser, 2021, S. 23). Zu den lernspezifischen Voraussetzungen zählen beispielsweise die Lernvoraussetzungen oder die Leistungsfähigkeit der Lernenden (Paradies & Linser, 2021, S. 23). Die didaktische Differenzierung bezieht auf das Arbeitsmaterial, welches durch die Lehrperson konzipiert wird. Lehrende berücksichtigen mit Hilfe der didaktischen Differenzierung die individuellen Fähigkeiten und Fertigkeiten der Lernenden, welche beispielsweise das Lerntempo, die Lernbereitschaft oder auch das Lerninteresse berücksichtigen. Mit Hilfe des differenzierten Unterrichtsmaterials können individuelle Lernprozesse generiert und Lernerfolge erzielt werden, da verschiedene Lernkanäle angesprochen werden. Erst durch die intensive Auseinandersetzung mit dem differenzierten Material ist es Lehrenden möglich, mit Hilfe der pädagogischen Diagnostik Erkenntnisse über den Kompetenzerwerb der Lernenden zu gewinnen (Paradies & Linser, 2021, S. 26-27).

Die Interessen- und Wahldifferenzierung kann als Teil der didaktischen Differenzierung gesehen werden. Denn hier erfolgt die Differenzierung durch die Lernenden selbst. Das bedeutet, dass Lernende angesichts ihrer eigenen Interessen selbst entscheiden, welche Inhalte bearbeitet werden. Durch die freie Entscheidung ist es Lernenden möglich ein individuelles Interesse entstehen zu lassen oder weiterzuentwickeln. Angesichts der pädagogischen Diagnostik können Lehrende durch die Erkenntnisse über das Interesse der Lernenden zielgerichtet den Unterricht planen und vorbereiten, um dadurch ein höheres Lerninteresse zu generieren (Paradies & Linser, 2021, S. 27-28).

Der Erziehungswissenschaftler Klafki entwickelte gemeinsam mit Stöcker auf Grundlage seiner Bildungstheorie eine kritisch-konstruktivistische Didaktik, die Möglichkeiten der praktischen Umsetzung und methodische Ansätze der Binnendifferenzierung enthält (Klafki & Stöcker, 2007, S. 182). Trotz binnendifferenzierender Maßnahmen darf nach Klafki (2007) nicht außer Acht gelassen werden, dass die „Auswahl und Strukturierung der Inhalte" (S. 87) das Zentrum jeder Unterrichtsplanung darstellen. Das bedeutet, dass im Sinne einer didaktischen Analyse Unterrichtsinhalte auf ihren Bildungsgehalt und Sinnhaftigkeit für die Lernenden hin überprüft werden. Denn erst dann entwickeln sich die zu unterrichtenden Themen (Klafki, 2007, S. 56), die dann entsprechend der individuellen Lernvoraussetzungen differenziert aufbereitet werden können.

Binnendifferenzierende Maßnahmen sind nach Klafki und Stöcker „alle jene Differenzierungsformen, die innerhalb einer gemeinsam unterrichteten Klasse oder Lerngruppe vorgenommen werden" (Klafki & Stöcker, 2007, S. 173). Dabei unterscheiden Klafki und Stöcker zwei Formen der Binnendifferenzierung: „Differenzierung von Methoden und Medien bei gleichen Lernzielen und gleichen Lerninhalten" (Klafki & Stöcker, 2007, S. 182) und "Differenzierung (…) der Lernziele und der Lerninhalte" (Klafki & Stöcker, 2007, S. 182). Klafki und Stöcker entwickelten ein „Dimensionen- und Kriterienraster" (Klafki & Stöcker, 2007, S. 188), welches dazu dienen soll, Möglichkeiten der Binnendifferenzierung umzusetzen. Demnach dient das Raster in Bezug auf beide Formen dazu sich binnendifferenzierenden Maßnahmen bewusst zu machen und kann Lehrenden Orientierung bei der Unterrichtsplanung geben (Klafki & Stöcker, 2007, S. 195). Das Raster, wie in Tabelle 1 dargestellt, beinhaltet drei Dimensionen: Unterrichtsphasen, Aspekte der Differenzierung und Aneignungs- bzw. Handlungsebenen (Klafki & Stöcker, 2007, S. 187).

Tabelle 1: Dimensionen- und Kriterienraster (Ordnungs- und Suchraster) zur Inneren Differenzierung (Klafki & Stöcker, 2007, S. 188)

C. Aneignungs- bzw. Handlungsebenen / B. Differenzierungsaspekte / A. Unterrichtsphasen	1. Stoffumfang/ Zeitaufwand	2. Komplexitätsgrad	3. Anzahl der notwendigen Durchgänge	4. Notwendigkeit direkter Hilfe/Grad der Selbstständigkeit	5. Art der inhaltlichen od. methodischen Zugänge/der Vorerfahrung	6. Kooperationsfähigkeit
a) konkrete Aneignungs- bzw. Handlungsebene — I. Aufgabenstellung, bzw. -entwicklung						
b) explizit-sprachliche Aneignungs- bzw. Handlungsebene — II. Erarbeitung						
c) rein gedankliche Aneignungs- bzw. Handlungsebene — III. Festigung						
IV. Anwendung/ Transfer						

Die erste Dimension, die vier Unterrichtsphasen beinhaltet, geht der Frage nach, in welchen der einzelnen Unterrichtsphasen binnendifferenzierende Maßnahmen durchgeführt werden können (Klafki & Stöcker, 2007, S. 187). Die jeweiligen Phasen sind mit römischen Ziffern gekennzeichnet und gliedern sich in „Aufgabenstellung, bzw. -entwicklung, Erarbeitung, Festigung, Anwendung/Transfer" (Klafki & Stöcker, 2007, S. 188). Die Einteilung der Unterrichtsphasen dient dazu, dass Lehrende bei der Planung reflektieren, in welcher Phase differenzierende Maßnahmen vorgenommen werden können und sollen.

Die zweite Dimension umfasst Aspekte der Binnendifferenzierung in Bezug auf die Lernenden, welche aufgrund von Unterrichtsbeobachtungen und Auswertungen von relevanten Theorieansätzen ausgewählt werden (Klafki & Stöcker, 2007, S. 189) und sind im Raster horizontal angeordnet. Zu den Aspekten der Binnendifferenzierung gehören „Stoffumfang/ Zeitaufwand, Komplexitätsgrad, Anzahl der notwendigen Durchgänge, Notwendigkeit direkter Hilfe/ Grad der Selbstständigkeit, Art der inhaltlichen oder methodischen Zugänge/ der Vorerfahrungen [und] Kooperationsfähigkeit" (Klafki & Stöcker, 2007, S. 188). Da Lernende unterschiedliche Lernvoraussetzungen mitbringen, ist die Differenzierung nach den genannten Aspekten innerhalb der verschiedenen Unterrichtsphasen notwendig. Klafki und Stöcker (2007) betonen, dass wenn mehr Aspekte im Sinne der Lernvoraussetzung der Lernenden bei der Differenzierung berücksichtigt werden, kann diesen Rechnung getragen werden (S. 190). Zudem ist die Liste der zu berücksichtigenden Aspekte kein starres Konstrukt, sondern kann flexibel entsprechend der Lernvoraussetzungen der Lernenden angepasst bzw. erweitert werden (Klafki & Stöcker, 2007, S. 190). Beispielsweise könnte der Aspekt der Motivation und des Interesses ergänzt werden, da nicht alle Lernenden gleichermaßen an einem Unterrichtsgegenstand interessiert sind. Dabei ist zu bedenken, dass die Berücksichtigung von Aspekten Auswirkung auf andere Aspekte, wie beispielsweise den Zeitaufwand oder die Kooperationsfähigkeit, haben (Klafki & Stöcker, 2007, S. 190).

Die dritte Dimension, welche sich auf die „Aneignungs- bzw. Handlungsebenen" (Klafki & Stö-cker, 2007, S. 188) bezieht, teilt sich in drei Hauptebenen auf: „konkrete Aneignungs- bzw. handlungsebene, explizit-sprachliche Aneignungs- bzw. Handlungsebene [und] rein gedankli-che Aneignungs- bzw. Handlungsebene" (Klafki & Stöcker, 2007, S. 188). Mit Hilfe der drei Ebenen werden verschiedene Wege aufzeigt sich einem Unterrichtsgegenstand zu nähern. In dieser Dimension nimmt der Abstraktionsgrad im Verlauf der Ebenen weiter zu, da Lernen ähnlich von der praktischen zur abstrakten Handlung vollzogen wird (Klafki, 2007, S. 159; Klafki und Stöcker, 2007, S. 193-195). Einer der Vorteile des Rasters, so Klafki und Stöcker (2007), liegt darin, dass der nach dem Raster durchgeführte Unterricht im Nachgang in Bezug auf die Wirksamkeit geprüft werden kann. Konkret bedeutet dies, dass mithilfe des Rasters die Passung zwischen Lerninhalt und binnendifferenzierenden Elementen durch die Übersichtlich-keit verglichen werden kann (S. 195-196). Demnach handelt es sich bei dem Raster um eine Möglichkeit, binnendifferenziert zu unterrichten und dabei die Übersichtlichkeit für Lehrende zu wahren.

4. Chancen und Grenzen der Binnendifferenzierung in der Pflegebildung

Mit steigender Heterogenität in einer Lerngruppe wird es für Lehrende komplexer, jeden Ler-nenden individuell zu fördern (Vock & Gronostaj, 2017, S. 63). Gelingt es jedoch den Lehren-den, das Potential jedes Lernenden zu erkennen, so ergibt sich die Möglichkeit, die Ausbil-dungsqualität zu verbessern und angehenden Pflegekräfte zu einer erfolgreichen Berufsaus-bildung zu verhelfen (Wittwer, 2014b, S. 50). Bei der Implementierung und Durchführung bin-nendifferenzierten Unterrichts ergeben sich aber auch gewinnbringende Effekte für Lehrende. Unter anderem wird der Unterrichtsinhalt stärker durchdrungen und ermöglicht die Förderung selbstbestimmten Lernens (Paradies & Linser, 2021, S. 21). Zudem ermöglicht die Förderung aller Lernenden die Teilhabe am Unterrichtsinhalt zu stärken, was wiederum einen Zugewinn an Interesse am Unterrichtsgegenstand erzeugt (Wittwer, 2014b, S. 51). Weiter kann ein ge-steigertes Interesse der Lernenden dazu führen, dass diese selbstbestimmter und eigenver-antwortlicher lernen. Erst dann ist es auch für Lehrende möglich, ihrer zugedachten Rolle als Lernbegleiter gerecht zu werden (Bönsch, 2012, S. 9; Wittwer, 2014b, S. 51; Paradies & Lin-ser, 2021, S. 17-18). Zudem profitiert die Pflegeschule davon, Auszubildende hervorzubringen, die mithilfe ihrer erlangten Kompetenzen den Anforderungen des Pflegeberufs gerecht wer-den.

Um die Chancen binnendifferenzierenden Unterrichts aufzeigen zu können ist es notwendig, die Voraussetzungen und den Ablauf des Unterrichts dafür näher zu beleuchten. Vock und Gronostaj (2017) knüpfen das Gelingen binnendifferenzierten Unterrichts an eine Vorausset-zung: „(…) die Lehrkraft passt ihren Unterricht kontinuierlich an die Lernstände und Unterstüt-zungsbedarfe der Schüler_innen der Klasse an" (S. 63). Demnach ist es zunächst wichtig, zu diagnostizieren, über welche Lernvoraussetzungen die Lernenden auf kognitiver, emotionaler und motivationaler Ebene verfügen, um den Unterrichtsinhalt binnendifferenziert aufbereiten zu können (Hesse & Latzko, 2017, S. 103-105). Liegen diagnostische Erkenntnisse vor, so besteht die Möglichkeit, den Lerngegenstand differenziert anzupassen und methodisch aufzubereiten. Diagnostische Verfahren, die die beschriebene Eigenverantwortung für den Fortschritt des Lernens fördern, werden von den Lernenden mitgestaltet. Als Beispiel lässt sich ein Lerntagebuch aufführen, welches den eigenen Lernfortschritt dokumentiert und Transparenz im Hinblick auf Arbeitsfelder schafft. Für Lehrende erweist sich diese Methode ebenfalls als Erkenntnisgewinn, da die Aufzeichnungen der Lernenden Rückschlüsse über die Effizienz des Unterrichts zulassen (Brand & Brandl, 2018, S. 83; Paradies & Linser, 2021, S. 18).

Eine weitere Chance, die binnendifferenzierter Unterricht bietet, ist die Förderung von Fähigkeiten und Fertigkeiten von leistungsstarken Lernenden. Diejenigen, die über ein höheres Lerntempo verfügen, können von komplexeren Aufgabenniveaus profitieren und dadurch ebenso eine Lernprogression erfahren (Fischer, 2014, S. 12).

Auch in Bezug auf die Verzahnung von Theorie und Praxis ergeben sich durch binnendifferenzierten Unterricht Chancen und Grenzen. Zum einen können Lernende, die durch individuelle Lernangebote eine gesteigerte Kompetenz für das eigenverantwortliche Lernen erfahren haben, Aufgaben in der Praxis erkennen und bewältigen. Demnach trägt der Lernprozess, Verantwortung für die Aufgaben in der Theorie zu übernehmen, auch zu einem gesteigerten Bewusstsein der Aufgaben in der Praxis bei (Ernst, Jablonka, Jenewein, Marchl & Westhoff, 2015, S. 8,18,20,21). Der Anspruch, in der Theorie erworbene Fähigkeiten und Fertigkeiten auch in den Praxisphasen der Ausbildung gewinnbringend einsetzen zu können, ist in der Ausbildungs- und Prüfungsverordnung für die Pflegeberufe (PflAPrV) verankert. Denn in der PflAPrV ist verankert, dass der theoretische und praktische Unterricht die Auszubildenden dahingehend befähigt „(...) die beruflichen Aufgaben zielorientiert, sachgerecht, methodengeleitet und selbständig zu lösen sowie das Ergebnis zu beurteilen" (§ 2 Absatz 1 PflAPrV), um das Ausbildungsziel gemäß § 5 des Pflegeberufegesetzes zu erreichen. Ebenfalls ist im § 5 des PflAPrV verankert, dass in der praktischen Pflegeausbildung zur Erreichung des Ausbildungsziels die notwendigen Kompetenzen zu vermitteln sind. Das bedeutet, dass hier eine Verzahnung der Theorie und Praxis hinsichtlich der Selbstständigkeit erfolgen kann. Severing und Weiß (2014) betonen, dass durch Binnendifferenzierung nicht nur die Selbständigkeit für den eigenen Lernprozess gefördert werden kann, sondern auch eine Verbesserung der Leistungen, was wiederum die Qualität der ausgebildeten Lernenden steigern kann (S. 10).

Die Implementierung binnendifferenzierter Lehr- und Lernarrangements in die Pflegeausbildung weist jedoch auch Grenzen auf, die zu einer vollständigen Beleuchtung der Thematik nicht unerwähnt bleiben dürfen. Im Kontext der Binnendifferenzierung in der Pflegeausbildung sind die Anforderungen an das Handeln der Lehrenden näher zu beleuchten, da das Anforderungsprofil an das Handeln der Lehrenden Herausforderungen birgt. Lehrende stellen Persönlichkeiten dar, welche professionell agieren und für multiple Schwierigkeiten im

Bildungskontext über Lösungsmöglichkeiten verfügen und gleichzeitig alle Lernenden best-möglich fördern sollen (Buer, Kohring & Frasch, 2009, S. 21). Doch Lehrende weisen ebenfalls individuell unterschiedliche Merkmale auf und verfügen dementsprechend nicht über die glei-chen Fähigkeiten- und Fertigkeiten (Buer, Kohring & Frasch, 2009, S. 22). Allerdings sind die Kompetenzanforderungen an Lehrende keineswegs trivial, sondern es besteht der Bedarf ei-ner Veränderung des Rollenverständnisses (Paradies & Linser, 2021, S. 17). Lehrende sollen sich mehr als Lernbegleiter oder Lernberater verstehen, sodass im Vordergrund ihrer Tätigkeit die „Kompetenzorientierung, Selbststeuerung und Förderung" (Paradies & Linser, 2021, S. 17) stehen. Um eine proaktive pädagogische Grundhaltung gegenüber individueller Förderung der Lernenden zu entwickeln, ist es notwendig, dass Lehrende eine Kultur der Anerkennung der Vielfältigkeit der Lernenden entwickeln (Grossenbacher, 2012, S. 163). Doch wenn davon aus-zugehen ist, dass das Gelingen von individueller Förderung von Lernenden allein auf der Ein-stellung der Lehrenden beruht, ergeben sich nach Trautmann und Wischer (2011, S. 111-114) Schwierigkeiten. Denn auch wenn es gefordert ist, dass Lehrende positiv gegenüber der indi-viduellen Förderung eingestellt sind, kann dies dazu führen, dass eine vollständige „Revision bisheriger Denk- und Sichtweisen, die das Menschen- und Gesellschaftsbild, Vorstellungen vom Lehren und Lernen, von Gleichheit und Differenz, das eigene Rollenverständnis – mithin die ganze Persönlichkeit – betreffen" von Nöten ist (Trautmann & Wischer, 2011, S. 112).

Wischer (2008) erläutert, dass es sich bei binnendifferenzierenden Maßnahmen um ein kom-plexes Konzept der individuellen Förderung handelt, welches vor allem durch gleichzeitig ver-laufende Lernprozesse gekennzeichnet ist. Demnach liegt die Herausforderung von Lehren-den darin, Entscheidungen hinsichtlich des Unterrichts zu treffen, welche die Vielfältigkeit aller Lernenden berücksichtigen (S. 717). Hier ergibt sich eine hohe Anforderung an Lehrende, da beispielsweise binnendifferenzierte Aufgaben auch unterschiedliche kognitive Prozesse bei Lernenden erzeugen. Daher müssen Lehrende über Bewältigungsstrategien verfügen, die al-len Lernenden eine gleichzeitige Aufmerksamkeit bei unterschiedlichen Lernständen zu Teil werden lässt (Vock & Gronostaj, 2017, S. 74). Auch die Bewältigung großer Heterogenität kann die Schwierigkeit beinhalten, die Orientierung der Lernziele an einem für alle Lernenden machbaren Mittelmaß auszurichten. Hier könnten die Bedürfnisse einzelner Lernenden ein-schränken, sodass die Verteilung der Aufmerksamkeit zu Ungerechtigkeiten führen könnte (Severing & Weis, 2014, S. 11). An diesem Punkt können auch binnendifferenzierende Maß-nahmen an ihre Grenzen stoßen, da das Unterrichtsangebot nicht individualisierend, sondern gruppenadaptiv ausgerichtet ist (Arnold & Richert, 2008, S. 29). Dies lässt sich mit den zu erreichenden Standards formulieren, da diese ein zielgleiches Unterrichten verlangen und so-mit auch die Zeit schränken, ausreichend auf individuelle Förderbedürfnisse eingehen zu kön-nen (Albrecht et al., 2014, S. 11).

Um den Arbeitsaufwand von Lehrenden, die neben der Unterrichtspraxis auch Unterricht pla-nen, Klausuren korrigieren und praktische Prüfungen abnehmen, nicht über allen Maßen zu strapazieren, muss nach Wischer (2008) ein kooperativer Austausch zwischen Lehrenden erfolgen. Erst dann, so Wischer, gelinge binnendifferenziertes Unterrichten (S. 721). Müssen Lehrende den Erkenntnisaustausch eigeninitiativ in ihren Arbeitstag integrieren, so ergibt sich die Herausforderung des Zeitmanagements und des zeitlichen Umfangs. So stellt sich die Frage, ob der Austausch mit allen Unterrichtenden einer Schule stattfindet oder lediglich mit den Lehrenden, die die Binnendifferenzierung mittragen. In diesem Fall müsste es einen Stundenausgleich geben, der zum einen geplant und zum anderen in das Stundenraster der Lehrenden passen muss. Dieser Herausforderung gerecht zu werden bedarf einem hohen initiativen Aufwand.

Lehrende bewegen im Spannungsfeld zwischen Selektion und individueller Förderung (Wischer, 2008, S. 719), die zwei Anforderungen darstellen, die sich gegenseitig ausschließen (Schütze, Bräu, Liermann, Prokopp, Speth & Wiesemann, 1996, S. 333). Individuelle Förderung, dazu zählen binnendifferenzierende Maßnahmen, sollen aus pädagogischer Sicht dazu dienen, dass Lernende individuell, entsprechend der Lernvoraussetzungen, zu fördern. Dem gegenüber steht die Selektion, die der gesellschaftlichen Teilhabe der Lernenden dient und dadurch Bildungswege und Entwicklungschancen offeriert oder verwehrt werden (Knigge-Illner, 2010, S. 35; Pekrun, 2018, S. 215). Die Bewältigung dieser Ambivalenz stellt eine hohe Anforderung an Lehrende.

5. Fazit

In dieser Arbeit wurde anfänglich beschrieben, dass Heterogenität im Kontext der schulischen Bildung kein neues Phänomen darstellt. Spätestens seit den Ergebnissen der PISA-Studie wurde erkannt, dass unterschiedliche Lernvoraussetzungen den Bedarf nach unterschiedlichen Lernmöglichkeiten ergeben. Weiter stellt die Arbeit Schnittstellen und Unterschiede zwischen den Begriffen der Heterogenität, Diversität und Inklusion fest. Als wesentlicher Unterschied zwischen Heterogenität (Unterschiedlichkeit) und Diversität (Vielfalt) wird ausgemacht, dass sich die Heterogenität im schulischen Kontext immer auf ein konkretes Merkmal bezieht. Daraus wird geschlussfolgert, dass bei der genauen Diagnostik von Lernenden stets einzelne Merkmale in Bezug auf Heterogenität herangezogen werden müssen.

Auch in der beruflichen Bildung ist festzustellen, dass die Heterogenität der Lernenden in Bezug auf unterrichtsrelevante Merkmale steigt. Konkret bedeutet dies, dass die äußere Differenzierung, also die Befähigung zur Ausbildung durch ähnliche Schulabschlüsse, zwar vorhanden ist, jedoch nicht die Leistungsunterschiede der Auszubildenden verhindern kann. Demzufolge stellt die Arbeit heraus, dass auch in der Pflegeausbildung ein Konzept zur individuellen Förderung, exemplarisch anhand der Binnendifferenzierung, von Nöten ist, um Leistungsunterschiede auffangen zu können und sowohl leistungsschwächeren als auch leistungsstarken Auszubildenden eine individuelle Progression im Lernprozess zu ermöglichen. Demnach fußt die der Arbeit zugrundeliegende Fragestellung: „Welche Chancen und Grenzen

bietet binnendifferenzierter Unterricht als Konzept der individuellen Förderung in der Pflegeausbildung" auf der Feststellung eines konkreten Bedarfs an individueller Förderung. Jedoch
ist es wichtig zu erwähnen, dass mithilfe des Konzepts nicht die Homogenisierung von Lerngruppen erreicht werden soll, sondern Heterogenität als natürlich gegeben aufgefasst wird und
gewinnbringende Effekte aufweisen kann. Aus diesem Grund bietet binnendifferenzierter Unterricht die Chance, den Lernenden gute Ausbildungsabschlüsse zu ermöglichen und die Qualität der Pflegeausbildung zu steigern. Des Weiteren bieten binnendifferenzierende Unter-
richtsarrangements, wie das Lernen in kooperativen Lernformen die Möglichkeit, Kompetenzen zu fördern, die für eine gute Teamfähigkeit von Nöten sind. Die Fähigkeit, sowohl selbständig als auch im Team arbeiten zu können, bildet in der Pflege einen grundlegenden Eck-
pfeiler. Demnach ist es ein Ziel des Unterrichts, die Selbständigkeit der Lernenden zu fördern
und das Verantwortungsbewusstsein für Lernprozesse zu entwickeln. Binnendifferenzierung
kann bei richtigem Einsatz auch die Motivation der Pflegeauszubildenden erhöhen, da die un-
terrichtspraktische Zuwendung der Lehrenden dem Gefühl des Abgehängt-Seins entgegen-
wirken kann.

Damit das Konzept der Binnendifferenzierung entsprechend der Ausbildungs- und Prüfungsverordnung für die Pflegeberufe (Pflegeberufe-Ausbildungs- und - Prüfungsverordnung -
PflAPrV) gelingen kann, ist es wichtig, Voraussetzungen zu schaffen, die ein lehrerunabhän-
giges Implementieren von individueller Förderung in den Unterricht erlauben und sicherstellen.
Dazu gehört unter anderem, dass die Lehrkräfte an einer Pflegeschule zusammenarbeiten.
Hier bedarf es an ritualisierten Arbeitstreffen, um durch eine aktive, prozesshafte Arbeit an
dem Konzept der Binnendifferenzierung zu gewährleisten. Ausgangspunkt ist, dass mit der
Erstellung eines Konzepts der Binnendifferenzierung lediglich eine curriculare Basis geschaf-
fen wird. Die fortlaufende Adaptation des Konzepts an die dynamischen Strukturen der Pflegeschule bedarf einer aktiven Arbeit und Evaluation, die wiederum spiralcurricular in das Konzept eingepflegt werden können. Ein zugrundeliegendes, schulinternes Konzept kann zu einer
Entlastung der Lehrenden beitragen. Auch die Erstellung eines gemeinsamen Material- und
Methodenpools kann sowohl zur Entlastung als auch zu einem gesteigerten Bewusstsein für
die Chancen der Binnendifferenzierung beitragen. Es ist jedoch zu beachten, dass eine aus-
reichende Qualifizierung einzelner Lehrender von Nöten ist, um Binnendifferenzierung zielfüh-
rend einzusetzen. Grundlegende Kenntnisse über den Einsatz diagnostischer Instrumente
stellen eine Basisvoraussetzung dar, da binnendifferenzierte Interventionen nur dann greifen,
wenn sie am Lernstand der Pflegeauszubildenden ansetzen.

Um die Verzahnung zwischen passenden Methoden und Materialien der Binnendifferenzierung und den jeweiligen Teilgruppen innerhalb einer Lerngruppe zu ermöglichen, ist es uner-
lässlich, dass auch die Lernenden zielgerichtet mitwirken. Hier ist es Aufgabe der Lehrenden,
einen sprachsensiblen Umgang mit Binnendifferenzierung zu pflegen und jeden Pflegeauszubildenden zu ermutigen, binnendifferenzierte Lernarrangements in Anspruch zu nehmen.

6. Literaturverzeichnis

Albrecht, G., Ernst, H., Westhoff, G. & Zauritz, M. (Bundesinstitut für Berufsbildung (BIBB)) Hrsg.) (2014). Bildungskonzepte für heterogene Gruppen – Anregungen zum Umgang mit Vielfalt und Heterogenität in der beruflichen Bildung. Kompendium. Neue Wege in die duale Ausbildung – Heterogenität als Chance für die Fachkräftesicherung. Verfügbar unter: https://www.bibb.de/dokumente/pdf/a33_kompendium_modellversuch_barrierefrei.pdf [25.02.2022].

Altrichter, H., Trautmann, M., Wischer, B., Sommerauer, S. & Doppler, B. (2009). Unterrichten in heterogenen Gruppen. Das Qualitätspotenzial von Individualisierung, Differenzierung und Klassenschülerzahl. In Specht, W. (Hrsg.), *Nationaler Bildungsbericht Österreich. 2. Fokussierte Analysen bildungspolitischer Schwerpunktthemen* (S. 341-360). Graz: Leykam.

Arbeitsstab Forum Bildung (2001). *Empfehlungen des Forum Bildung, Bonn*. Verfügbar unter: http://www.blk-bonn.de/papers/forum-bildung/ergebnisse-fb-band01.pdf [26.02.2022].

Arnold, K.-H. & Richert, P. (2008). Unterricht und Förderung: Die Perspektive der Didaktik. In Arnold, K.-H., Jaumann-Graumann, O., & Rakhkochkine, A. (Hrsg.), *Beltz Handbuch. Handbuch Förderung* (S. 26-35). Weinheim: Beltz.

Ausbildungs- und Prüfungsverordnung für die Pflegeberufe (Pflegeberufe-Ausbildungs- und -Prüfungsverordnung - PflAPrV) idF vom 02.10.2018, zuletzt geändert durch Artikel 10 des Gesetzes vom 19. Mai 2020 (BGBl. I S. 1018).

Bank, V., Ebbers, I., & Fischer, A. (2011). Lob der Verschiedenheit – Umgang mit Heterogenität in der sozialwissenschaftlichen Bildung. *Journal of Social Science Education, 10*(2), 3-13. https://doi.org/10.4119/JSSE-555

Balmer, R., Inversini, S., Planta, A. von & Semmer, N. (2000). *Innovation im Unternehmen. Leitfaden zur Selbstbewertung für KMU*. Zürich: vdf Hochschulverlag.

Baumert, J. (2001). *PISA 2000. Basiskompetenzen von Schülerinnen und Schülern im internationalen Vergleich*. Wiesbaden: VS Verlag für Sozialwissenschaften.

Biewer, G. (2017). *Grundlagen der Heilpädagogik und Inklusiven Pädagogik* (3., überarbeitete und erweiterte Auflage, Online-Ausgabe). *utb-studi-e-book: Vol. 2985*. Stuttgart, Deutschland: utb GmbH.

Boban, I. & Hinz, A. (Hrsg.) (2003). *Index für Inklusion. Lernen und Teilhabe in Schulen der Vielfalt entwickeln*. Halle (Salle): Martin-Luther-Universität Halle-Wittenberg FB Erziehungswissenschaften.

Bohl, T., Bönsch, M., Trautmann, M., Wischer, B. (2012). Binnendifferenzierung – Ein altes Thema in der aktuellen Diskussion. Zur Einleitung. In Bohl, T. (Hrsg.). *Binnendifferenzierung: Didaktische Grundlagen und Forschungsergebnisse zur*

Binnendifferenzierung im Unterricht. Prolog - Theorie und Praxis der Schulpädagogik Ser: v.17 (S. 5-7). Leverkusen-Opladen: Verlag Barbara Budrich.

Bönsch, M. (2012). *Heterogenität und Differenzierung: Gemeinsames und differenziertes Lernen in heterogenen Lerngruppen* (2., unveränderte Auflage). *Grundlagen der Schulpädagogik.* Baltmannsweiler: Schneider Verlag Hohengehren GmbH.

Böttcher, W., Maykus, S., Altermann, A. & Liesegang, T. (2014). *Individuelle Förderung in der Ganztagsschule: Anspruch und Wirklichkeit einer pädagogischen Leitformel* (1. Aufl.) (2014). *Soziale Praxis.* Münster u.a.: Waxmann.

Brand, T. von, & Brandl, F. (2018). *Deutschunterricht in heterogenen Lerngruppen: Individualisierung - Differenzierung - Inklusion in den Sekundarstufen* (2. Auflage). *Praxis Deutsch.* Seelze, Stuttgart: Kallmeyer; Klett.

Buer, J. van, Kohring, A. & Frasch, F. (2009). *Die ‚neue' Lehrer/innenbildung an der Humboldt-Universität 2004–2009 – eine kritische evaluationsgestützte Stellungnahme. Studien zu Wirtschaftspädagogik und Berufsbildungsforschung aus der Humboldt-Universität zu Berlin.* Band 17. Berlin.

Bundesinstitut für Berufsbildung (BIBB) (Hrsg.) (2013). Datenreport zum Berufsbildungsbericht 2013. Informationen und Analysen zur Entwicklung der beruflichen Bildung. Bonn: Bundesinstitut für Berufsbildung. Verfügbar unter: https://datenreport.bibb.de/media2013/BIBB_Datenreport_2013.pdf [04.03.2022].

Bundesministerium für Familie, Senioren, Frauen und Jugend (BMFSFJ) (Hrsg.) (2008). Pflegeausbildung in Bewegung. Ein Modellvorhaben zur Weiterentwicklung der Pflegeberufe. Schlussbericht der wissenschaftlichen Begleitung. Verfügbar unter: https://www.dip.de/fileadmin/data/pdf/material/PiB_Abschlussbericht.pdf [04.03.2022].

Budde, J. (2015). Heterogenitätsorientierung. Zum problematischen Verhältnis von Heterogenität, Differenz und sozialer Ungleichheit im Unterricht. In Budde, J., Blasse, N., Bossen, A., & Rißler, G. (Eds.) (2015). *Edition Erziehungswissenschaft. Heterogenitätsforschung: Empirische und theoretische Perspektiven* (S. 21-38). Weinheim: Beltz.

Budde, J. (2017). Heterogenität: Entstehung, Begriff, Abgrenzung. In Bohl, T., Budde, J., & Rieger-Ladich, M. (Hrsg.). *Umgang mit Heterogenität in Schule und Unterricht: Grundlagentheoretische Beiträge, empirische Befunde und didaktische Reflexionen* (S. 13-26). Stuttgart, Deutschland: utb GmbH.

Deutschen Industrie- und Handelskammertag e.V. (DIHK) (Hrsg.) (2013). Ausbildung 2013. Ergebnisse einer DIHK-Online-Unternehmensbefragung. Verfügbar unter: https://www.deutschlandradio.de/dihk-ausbildungsumfrage-2013-pdf.media.30ea4432fec2637a906dbb7801218a5d.pdf [04.03.2022].

Deutschen Industrie- und Handelskammertag e.V. (DIHK) (Hrsg.) (2020). Ausbildung 2020. Ergebnisse einer DIHK-Online-Unternehmensbefragung. Verfügbar unter:

https://www.dihk.de/resource/blob/25548/d0f3e881428bce24f5e597eb36bf85f3/dihk-ausbildungsumfrage-2020-data.pdf [04.03.2022].

Deutscher Bildungsrat (1970). *Strukturplan für das Bildungswesen*. Stuttgart: Klett.

Dräger, J. (2009). Individuelle Förderung für ein faires und leistungsstarkes Schulsystem. In Bertelsmann Stiftung (Hrsg.), *Heterogenität und Bildung. Individuelle Förderung in Deutschland – Hindernisse und Herausforderungen* (S. 4–8). Gütersloh: Bertelsmann Stiftung.

Duden (2022a). Heterogenität. Verfügbar unter: https://www.duden.de/rechtschreibung/Hete-rogenitaet [23.02.2022].

Duden (2022b). Inklusion. Verfügbar unter: https://www.duden.de/rechtschreibung/Inklusion [24.02.2022].

Eckert, E. (2004). Individuelles Fördern. In Mayer, H. (Hrsg.), *Was ist guter Unterricht?* (S. 86–103). Berlin: Cornelsen.

Emmerich, M. & Hormel, U. (2013). *Heterogenität - Diversity - Intersektionalität: Zur Logik Sozialer Unterscheidungen in Pädagogischen Semantiken der Differenz*. Wiesbaden: Springer Fachmedien Wiesbaden GmbH.

Ernst, H., Jablonka, P., Jenewein, K., Marchl, G. & Westhoff, G. (Bundesinstitut für Berufsbildung (BIBB)) Hrsg.) (2015). Neue Wege in die duale Ausbildung – Heterogenität als Chance für die Fachkräftesicherung. Ergebnisse, Schlussfolgerungen und Empfehlungen. Verfügbar unter: https://www.bibb.de/dokumente/pdf/15_11_16_neue_wege_in_die_duale_ausbildung_schlussfolgerungen_und_empfehlungen.pdf [26.02.2022].

Euler, D. & Severing, E. (Bertelsmann Stiftung) (2020). *Heterogenität in der Berufsbildung – Vielfalt gestalten*. Bertelsmann Stiftung. https://doi.org/10.11586/2020016

Fischer, C. (2015). *Individuelle Förderung als schulische Herausforderung* (3. Aufl.). *Schriftenreihe des Netzwerk Bildung: Vol. 31*. Berlin: Friedrich-Ebert-Stiftung Abt. Studienförderung.

Gericke, N., Krupp, T. & Troltsch, K. (2009). Unbesetzte Ausbildungsplätze – warum Betriebe erfolglos bleiben. Ergebnisse des BIBB-Ausbildungsmonitors. BIBB-Report (10), S. 1-10. Verfügbar unter: https://www.bibb.de/dokumente/pdf/a12_bibbreport_2009_10.pdf [06.03.2022].

Gerrig, R. J., & Zimbardo, P. G. (2008). *Psychologie* (18., aktualisierte Aufl., [Nachdr.]). *Always learning*. München: Pearson Higher Education.

Görres, S., Stöver, M., Bomball, J. & Adrian, C. (2010). Imagekampagnen für Pflegeberufe auf der Grundlage empirisch gesicherter Daten Einstellungen von Schüler/innen zur möglichen Ergreifung eines Pflegeberufes. In Zängl, P. (2015). *Zukunft der Pflege* (S. 147-

160). Wiesbaden: Springer Fachmedien Wiesbaden. https://doi.org/10.1007/978-3-658-08137-9

Groeben, A. von der (2003). Lernen in heterogenen Gruppen. Chancen und Herausforderungen. *Zeitschrift für Pädagogik, 55* (9), 6-9.

Groeben, A. von der (2008). *Verschiedenheit nutzen: Besser lernen in heterogenen Gruppen* (1. Aufl.). Berlin: Cornelsen-Scriptor

Grosche, M. (2015). Was ist Inklusion? Kuhl, P., Stanat, P., Lütje-Klose, B., Gresch, C., Pant, H. A., & Prenzel, M. (Hrsg.). *Inklusion von Schülerinnen und Schülern mit sonderpädagogischem Förderbedarf in Schulleistungserhebungen* (S. 17-39). Wiesbaden: Springer Fachmedien Wiesbaden. https://doi.org/10.1007/978-3-658-06604-8

Grossenbacher, S. (2012). Kompetenz und Professionalität entwickeln. In Buholzer, A., & Kummer Wyss, A. (Hrsg.), *Lehren lernen - Basiswissen für die Lehrerinnen- und Lehrerbildung. Alle gleich - alle unterschiedlich! Zum Umgang mit Heterogenität in Schule und Unterricht* (2. Auflage, S. 162-168). Seelze-Velber, Zug: Klett/Kallmeyer; Kallmeyer in Verbindung mit Klett; Klett und Balmer Verlag.

Hahn, C. & Clement, U. (2007). Heterogenität in berufs- und ausbildungsjahrübergreifenden Klassen – individuelle Lernvereinbarungen als Lösungsansatz. Selbstorganisiertes Lernen in der beruflichen Bildung. Berufs- und Wirtschaftspädagogik online. bwp@ Ausgabe 13. Verfügbar unter: http://www.bwpat.de/ausgabe13/clement_hahn_bwpat13.shtml [03.03.2022].

Heimlich, U. & Kiel, E. (Hrsg.). (2020). *Studienbuch Inklusion. Ein Wegweiser für die Lehrerbildung* (UTB, Bd. 5248). Bad Heilbrunn: Verlag Julius Klinkhardt.

Helmke, A. (2021). *Unterrichtsqualität und Lehrerprofessionalität: Diagnose, Evaluation und Verbesserung des Unterrichts* (8. Auflage). *Schule weiterentwickeln, Unterricht verbessern Orientierungsband*. Hannover: Klett / Kallmeyer.

Hesse, I. & Latzko, B. (2017). *Diagnostik für Lehrkräfte* (utb-studi-e-book, Bd. 3088, 3., vollständig überarbeitete und erweiterte Auflage). Opladen: Verlag Barbara Budrich; UTB GmbH.

Hong, S., Zimmer, V., & Stein, M. (2020). Heterogenität, Inklusion und Bildung – pädagogische und religionspädagogische Anmerkungen zu den drei Leitbegriffen im aktuellen Inklusionsdiskurs. *THEO WEB. Zeitschrift für Religionspädagogik, 19*(1), 399. https://doi.org/10.23770/tw0141

Illeris, K. (2010). *Lernen verstehen: Bedingungen erfolgreichen Lernens*. Bad Heilbrunn: Klinkhardt.

Ingenkamp, K.-H. & Lissmann, U. (2008). *Lehrbuch der Pädagogischen Diagnostik*. s.l.: Beltz Verlagsgruppe.

Kampshoff, M. (2009). Heterogenität im Blick der Schul- und Unterrichtsforschung. In Budde, J. (Hrsg.), *Bildung als sozialer Prozess: Heterogenität, Interaktionen,*

Ungleichheiten. Veröffentlichungen der Max-Traeger-Stiftung: Vol. 46 (S. 35-52). Münster: Votum.

Katzenbach, D. (2017). Inklusion und Heterogenität. In Bohl, T., Budde, J., & Rieger-Ladich, M. (Hrsg.). *Umgang mit Heterogenität in Schule und Unterricht: Grundlagentheoretische Beiträge, empirische Befunde und didaktische Reflexionen* (S. 123-140). Stuttgart, Deutschland: utb GmbH.

Klafki, W. (2007). *Neue Studien zur Bildungstheorie und Didaktik: Zeitgemäße Allgemeinbildung und kritisch-konstruktive Didaktik* (6., neu ausgestattete Aufl.). *Beltz Bibliothek.* Weinheim: Beltz.

Klafki, W. & Stöcker, H. (1976). Innere Differenzierung des Unterrichts. *Zeitschrift für Pädagogik, 22*(4),497-523.

Klafki, W. & Stöcker, H. (2007). Sechste Studie. Innere Differenzierung des Unterrichts. In Klafki, W. (Hrsg.). *Neue Studien zur Bildungstheorie und Didaktik: Zeitgemäße Allgemeinbildung und kritisch-konstruktive Didaktik* (6., neu ausgestattete Aufl., S. 173-208). *Beltz Bibliothek.* Weinheim: Beltz.

Klieme, E. & Warwas, J. (2011). Konzepte der individuellen Förderung. *Zeitschrift für Pädagogik, 57* (6), 805-817.

Kluge, F. (2011). *Kluge Etymologisches Wörterbuch der deutschen Sprache* (25., durchges. und erw. Aufl.). Berlin: De Gruyter. https://doi.org/10.1515/9783110223651

Knigge-Illner, H. (2010). *Prüfungsangst besiegen. Wie Sie Herausforderungen souverän meistern.* (campus concret). Frankfurt am Main: Campus Verlag GmbH.

Kultusministerkonferenz (KMK) (2011). Inklusive Bildung von Kindern und Jugendlichen mit Behinderungen in Schulen. Beschluss der Kultusministerkonferenz vom 20.10.2011. Verfügbar unter: https://www.kmk.org/fileadmin/veroeffentlichungen_beschluesse/2011/2011_10_20-Inklusive-Bildung.pdf [24.02.2022].

Kultusministerkonferenz (KMK) (2014). Standards für die Lehrerbildung: Bildungswissenschaften. Beschluss der Kultusministerkonferenz vom 16.12.2004 i.d. F. vom 12.06.2014. Verfügbar unter: https://www.schulministerium.nrw/sites/default/files/documents/Standards-Lehrerbildung-Bildungswissenschaften.pdf [25.02.2022].

Krapp, A. (2007). Lehren und Lernen. In Tippelt, R. & Ternoth, H.-E. (Hrsg*.), Lexikon Pädagogik* (S. 454–457). Weinheim: Beltz.

Kunze, I. (2008). Begründungen und Problemberichte individueller Förderung in der Schule. Vorüberlegungen zu einer empirischen Untersuchung. In I. Kunze & C. Solzbacher (Hrsg.), *Individuelle Förderung in der Sekundarstufe I und II* (S. 13–25). Baltmannsweiler: Schneider Verlag Hohengehren.

Kunze, I. (2016). Begründung und Problembereiche individueller Förderung in der Schule. Vorüberlegungen zu einer empirischen Untersuchung. In Kunze, I., & Solzbacher, C.

(Hrsg.), *Individuelle Förderung in der Sekundarstufe I und II* (5., aktualisierte Auflage, S. 15-32). Baltmannsweiler: Schneider Verlag Hohengehren GmbH.

Mecheril, P. & Plößer, M. (2011). Diversity und Soziale Arbeit. In Otto, H.-U., & Thiersch, H. (Hrsg.), *Handbuch Soziale Arbeit: Grundlagen der Sozialarbeit und Sozialpädagogik* (4., völlig neu bearb. Aufl., S. 278-287). München, Basel: Reinhardt.

Ohlemann, S. (2021). *Berufliche Orientierung zwischen Heterogenität und Individualisierung: Beschreibung, Messung und Konsequenzen zur individuellen Förderung in Schule.* Berlin: Springer Nature. https://doi.org/10.14279/depositonce-12412

Paradies, L., & Linser, H. J. (2021). *Differenzieren im Unterricht* (10., überarbeitete Neuauflage). *Scriptor Praxis Sekundarstufe I + II*. Berlin: Cornelsen.

Pekrun R. (2018). Emotion, Lernen und Leistung. In Huber M., Krause S. (Hrsg.), *Bildung und Emotion*. (S. 215-231). Wiesbaden: Springer VS.

Plößner, M. (2013). Trend: Diversity. *Vierteljahresschrift für Heilpädagogik und ihre Nachbargebiete, 82*(3), 60–63. https://doi.org/10.2378/vhn2013.art04d

Prengel, A. (1993). *Pädagogik der Vielfalt: Verschiedenheit und Gleichberechtigung in Interkultureller, Feministischer und Integrativer Pädagogik. Schule und Gesellschaft* (1. Aufl.). Wiesbaden: VS Verlag für Sozialwissenschaften GmbH.

Ricken, G. (2008). Förderung aus sonderpädagogischer Sicht. In Arnold, K.-H., Jaumann-Graumann, O., & Rakhkochkine, A. (Hrsg.), *Beltz Handbuch. Handbuch Förderung* (S. 74-83). Weinheim: Beltz.

Saldern, M. von (2007). Heterogenität und Schulstruktur. Ein Blick auf Restriktionen und Selbstrestriktionen des deutschen Schulsystems. In Boller, S. (Hrsg.), *Heterogenität in Schule und Unterricht: Handlungsansätze zum pädagogischen Umgang mit Vielfalt* (S. 42-51). Weinheim, Basel: Beltz.

Schöb, A. (2013). Definition Inklusion. Verfügbar unter: http://www.inklusion-schule.info/inklusion/definition-inklusion.html [24.02.2022].

Schuck, K. D. (2004). Zur Bedeutung der Diagnostik bei der Begleitung von Lern- und Entwicklungsprozessen. *Zeitschrift für Heilpädagogik, 55* (4), 350-365.

Schumann, B. (2009). Inklusion: Eine Verpflichtung zum Systemwechsel; Deutsche Schulverhältnisse auf dem Prüfstand des Völkerrechts. *Zeitschrift für Pädagogik, 2*, 51-53.

Schütze, F., Bräu, K., Liermann, H., Prokopp, K., Speth, M. & Wiesemann, J. (1996). Überlegungen zu Paradoxien des professionellen Lehrerhandelns in den Dimensionen der Schulorganisation. In Helpser, W., Krüger, H.-H. & Wenzel, H. (Hrsg.), *Schule und Gesellschaft im Umbruch (Studien zur Schul- und Bildungsforschung). Band 1* (S. 333-377). Weinheim: Deutscher Studien-Verlag.

Severing, E. & Teichler, U. (2013) Akademisierung der Berufswelt? Verberuflichung der Hochschulen? In Severing, E. & Teichler, U. (Bundesinstitut für Berufsbildung (BIBB)) (Hrsg.) *Akademisierung der Berufswelt?* (Berichte zur beruflichen Bildung 13) (S. 7-

18). Bielefeld: W. Bertelsmann Verlag. Verfügbar unter: https://www.pedocs.de/voll-texte/2013/7986/pdf/Severing_Teichler_Akademisierung_der_Berufswelt_2013.pdf [04.03.2022].

Severing, E., & Weiß, R. (2014). *Individuelle Förderung in heterogenen Ausbildungsgruppen – zwischen Erfahrungswissen und wissenschaftlicher Reflexion*. Bertelsmann. https://doi.org/10.25656/01:10126

Sliwka, A. (2012). Diversität als Chance und als Ressource in der Gestaltung wirksamer Lern-prozesse. In Fereidooni, K. (Hrsg.), *Das interkulturelle Lehrerzimmer: Perspektiven neuer deutscher Lehrkräfte auf den Bildungs- und Integrationsdiskurs* (1. Aufl., S 169-176). Wiesbaden: VS Verlag für Sozialwissenschaften GmbH.

Sliwka, A. (2014). Von „Heterogenität als Problem" zu „Diversität als Gewinn": Alberta/Kanada als Vorbild für den Weg zu inklusiver Bildung und Didaktik. In Schuppener, S., Bern-hardt, N., & Hauser, M. (Hrsg.), *Inklusion und Chancengleichheit: Diversity im Spiegel von Bildung und Didaktik* (S.168-184). Bad Heilbrunn: Klinkhardt.

Solzbacher, C., Behrensen, B., Sauerhering, M., Schwer, C. (2012). *Jedem Kind gerecht wer-den? Sichtweisen und Erfahrungen von Grundschullehrkräften. Praxiswissen Unter-richt.* Köln: Link.

Statistisches Bundesamt (Destatis) (2021). Anzahl der Auszubildenden in Deutschland von 1950 bis 2020. Zitiert nach de.statista.com. Verfügbar unter: https://de.statista.com/sta-tistik/daten/studie/156916/umfrage/anzahl-der-auszubildenden-in-deutschland-seit-1950/#statisticContainer [04.03.2022].

Statistische Bundesamt (Destatis) (2022). Gestiegenes Interesse an Pflegeberufen: 71300 Menschen haben 2019 eine Ausbildung begonnen. Verfügbar unter: https://www.destatis.de/DE/Presse/Pressemitteilun-gen/2020/10/PD20_N070_212.html [04.03.2022].

Streber, D., & Haag, L. (2014). *Individuelle Förderung: Eine Einführung in Theorie und Praxis. Beltz Pädagogik / BildungsWissen Lehramt.* Weinheim: Beltz.

Tenorth, H.-E., & Tippelt, R. (2007). *Beltz Handbuch. Beltz Lexikon Pädagogik.* Weinheim: Beltz.

Trautmann, M., & Wischer, B. (2011). *Heterogenität in der Schule: Eine kritische Einführung. SpringerLink Bücher.* Wiesbaden: VS Verlag für Sozialwissenschaften. https://doi.org/10.1007/978-3-531-92893-7

Vock, M., & Gronostaj, A. (2017). *Umgang mit Heterogenität in Schule und Unterricht. Schrif-tenreihe des Netzwerk Bildung: Vol. 40.2.* Berlin: Friedrich-Ebert-Stiftung Abt. Studien-förderung.

Walgenbach, K. (2014). *Heterogenität - Intersektionalität - Diversity in der Erziehungswissen-schaft.* Opladen, Toronto, Opladen: Barbara Budrich; Budrich.

Walgenbach, K. (2021). Erziehungswissenschaftliche Perspektiven auf Vielfalt, Heterogenität, Diversity / Diversität, Intersektionalität. In Hedderich, I., Reppin, J., & Butschi, C. (Hrsg.), *Perspektiven auf Vielfalt in der frühen Kindheit: Mit Kindern Diversität erforschen* (2. Aufl., S. 41-59). Bad Heilbrunn: Verlag Julius Klinkhardt.

Wansing, G. (2015). Was bedeutet Inklusion? Annäherung an einen vielschichtigen Begriff. In Degener, T. & Diehl, E. (Hrsg.), *Handbuch Behindertenrechtskonvention* (S. 43–54). Bonn: Bundeszentrale für politische Bildung. Verfügbar unter: https://www.bpb.de/system/files/dokument_pdf/Handbuch_Behindertenrechtskonvention.pdf [25.02.2022].

Weinert, F. E. (2001). Vergleichende Leistungsmessung in Schulen – eine umstrittene Selbstverständlichkeit. In Weinert, F. E. (Hrsg.), *Beltz-Pädagogik. Leistungsmessungen in Schulen* (S. 17-31). Weinheim, Basel: Beltz.

Wenning, N. (2007). Heterogenität als Dilemma für Bildungseinrichtungen. In Boller, S., Rosowski, E. & Stroot, T. (Hrsg.), *Heterogenität in Schule und Unterricht. Handlungsansätze zum pädagogischen Umgang mit Vielfalt* (S. 21-31). Weinheim und Basel: Beltz.

Westhoff, G. (2014). Einleitung. In Albrecht, G., Ernst, H., Westhoff, G. & Zauritz, M. (Bundesinstitut für Berufsbildung (BIBB)) (Hrsg.), *Bildungskonzepte für heterogene Gruppen – Anregungen zum Umgang mit Vielfalt und Heterogenität in der beruflichen Bildung. Kompendium. Neue Wege in die duale Ausbildung – Heterogenität als Chance für die Fachkräftesicherung* (S. 4). Verfügbar unter: https://www.bibb.de/dokumente/pdf/a33_mv_heterogenitaet_strategien_fuer_betriebe.pdf [25.02.2022].

Wischer, B. (2008). "Binnendifferenzierung ist ein Wort für das schlechte Gewissen des Lehrers". *Erziehung und Unterricht*, 158 (9/10), 714-722.

Wittwer, W. (2014a). Umgang mit Heterogenität zwischen positiver Diskriminierung und individueller Förderung. In Severing, E. & Weiß, E. (Bundesinstitut für Berufsbildung (BIBB)) (Hrsg*.), Individuelle Förderung in heterogenen Gruppen in der Berufsbildung. Befunde – Konzepte – Forschungsbedarf. (Berichte zur beruflichen Bildung 13)* (S. 7-18). Bielefeld: W. Bertelsmann Verlag. Verfügbar unter: https://www.pedocs.de/volltexte/2015/10126/pdf/Severing_Weiss_2014_Individuelle_Foerderung_in_heterogenen_Ausbildungsgruppen.pdf [06.03.2022].

Wittwer, W. (2014b). Heterogenität als Ausbildungschance für junge Menschen und Betriebe. In Albrecht, G., Ernst, H., Westhoff, G. & Zauritz, M. (Bundesinstitut für Berufsbildung (BIBB)) (Hrsg.), *Bildungskonzepte für heterogene Gruppen – Anregungen zum Umgang mit Vielfalt und Heterogenität in der beruflichen Bildung. Kompendium. Neue Wege in die duale Ausbildung – Heterogenität als Chance für die Fachkräftesicherung* (S. 49-53). Verfügbar unter: https://www.bibb.de/dokumente/pdf/a33_mv_heterogenitaet_strategien_fuer_betriebe.pdf [25.02.2022].

Wulf, C., & Zirfas, J. (2014). Homo educandus. Eine Einleitung in die Pädagogische Anthropologie. In Wulf, C., & Zirfas, J. (Hrsg.), *Handbuch Pädagogische Anthropologie* (S. 9-28). Wiesbaden: Springer VS.

Ziemen, K. (2018). *Didaktik und Inklusion*. Göttingen: Vandenhoeck & Ruprecht.

7. Abbildungsverzeichnis

8. Tabellenverzeichnis

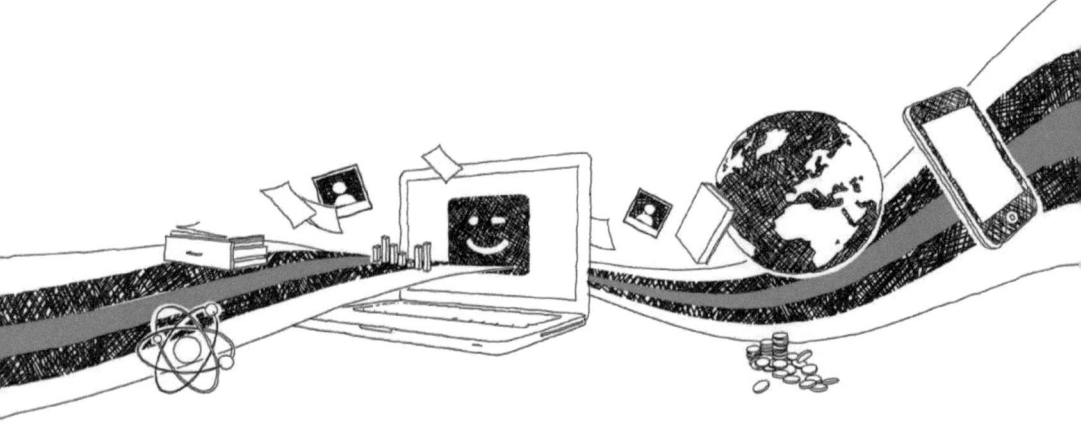